»WENN RONJA VON RÖNNE MAL WIEDER STERBEN WILL, RUFT SIE ENTWEDER MICH AN – ODER SCHREIBT EIN GROSSARTIGES BUCH. JETZT HABE ICH SCHON LÄNGER NICHTS VON IHR GEHÖRT.«

Benjamin von Stuckrad-Barre

»DAS WOLLTE ICH DOCH SAGEN, BENJAMIN!«

Martin Suter

Ronja von Rönne

Ende in Sicht

Ronja von Rönne

ENDE IN SICHT

Roman

dtv

MIX
Papier aus verantwortungsvollen Quellen
FSC® C083411
FSC
www.fsc.org

Gesetzt aus der Life 10,5/14˙
Satz: Fotosatz Amann, Memmingen
Druck und Bindung: CPI books GmbH, Leck
Printed in Germany · ISBN 978-3-423-28291-8

Für Martin,
ohne den ich dieses Buch
nicht angefangen hätte, und Ben,
ohne den ich es nicht beendet hätte.

»Will the circle be unbroken
By and by, Lord, by and by
There's a better home a-waiting
In the sky, Lord, in the sky«

– Ada R. Habershon & Charles H. Gabriel

FALLWILD

Juli war nicht tot. Zumindest noch nicht. Es regnete, und sie ärgerte sich. Regen war das Einzige, was sie nicht eingeplant hatte. Ihre Softshelljacke hielt, entgegen wilden Versprechungen des Herstellers, dem Wetter nicht stand. Sie zitterte vor Kälte. Wenn es wenigstens ein peitschender Regen wäre, einer, der jene große Entscheidung, die sie für den heutigen Tag getroffen hatte, durch seine Unbarmherzigkeit und Wildheit nur unterstrich. Aber statt Pathos: Nieselregen. Kein undurchdringbarer, wütender Sturm, stattdessen: ein Sprühregen wie der, der im Lebensmittelladen Zucchini und Paprika frisch hielt. Eine Wetterlage, bei der sich ihr Vorhaben seltsam lächerlich anfühlte. Sie wischte sich mit dem Ärmel über die Augen und ließ das kleine, gestreifte Schneckenhaus zwischen Daumen und Zeigefinger kreisen. Unter ihr spiegelten sich die Scheinwerferlichter der Autos auf der nassen Fahrbahn.

Keiner schaute hoch zu ihr.

Dabei war die Brücke, an deren Geländer sie stand, durchaus einen Blick wert. Es handelte sich um eine sogenannte Grünbrücke, grasbewachsen und breit gebaut, damit Rehe und Wildschweine nicht der A33 zum Opfer fielen, sondern die Straße sicher überqueren konnten. Eine Konstruktion, durch die Wild nicht zu »Fallwild« wird, also nicht durch »nicht jagdliche Einwirkungen«, in diesem Falle unter den Rädern des Feierabendverkehrs, verenden sollte. Wenn Juli ein Reh gewesen wäre, hätte sie diese Grünbrücke sicher dankbar und mit Kusshand überquert. Aber Juli war kein Reh. Und Juli plante keine Überquerung. Ganz im Gegenteil: Juli plante, in wenigen Minuten und mit voller Absicht selbst zu Fallwild zu werden.

Julis Entschluss war, so wie jede Entscheidung in ihrem Leben, keine spontane Idee. Sie war ja nicht blöd. Andere Fünfzehnjährige mochten, getrieben von irgendwelchen Hormonen oder dem Mangel davon, frierend auf Autobahnbrücken enden. Juli stand hier, weil hier zu stehen die einzige logische Konsequenz aller Optionen bedeutete. Nervös drehte sie das Schneckenhaus zwischen ihren Fingern. Aus Gewohnheit fischte sie ihr Handy aus der Jackentasche, doch der Regen benetzte das Display. Ihr Telefon erkannte sie nicht mehr, zu dunkel war es mittlerweile. Juli konnte es ihm nicht verübeln. Sie war sich, genauso wie ihr iPhone, mittlerweile selbst nicht mehr ganz sicher, ob sie wirklich Juli war.

Kein Wunder, dachte sie wütend, während sie auf dem regennassen Display verzweifelt den eventuellen Todestag ihres Haustieres, ein dicker Hamster, dessen Namen sie längst vergessen hatte, als PIN ausprobierte. Doch ihr Telefon verweigerte weiterhin stoisch jeglichen Zugang, kein Wunder, dass die künstliche Intelligenz uns bald überholen würde. Juli steckte das Telefon schließlich in die hintere Hosentasche. Eh egal.

Sie blickte wieder hinab auf den Verkehr. Unter ihr fuhren Menschen ihrem Feierabend entgegen, dachte Juli, heim zu ihren Familien, um dort Kinder ins Bett zu bringen oder mit dem Partner zu schlafen, weil es wieder Donnerstag war, oder um sich auf der Couch liegend in Kommentarspalten des Internets mit Unbekannten zu streiten. Ein Reisebus fuhr unter ihr vorbei. Vielleicht saßen darin ihre Mitschüler auf dem Weg nach Prag. Doch die mussten schon weiter weg sein, wahrscheinlich schon in Thüringen oder Sachsen. Ohne sie.

Für eine Sekunde erschien ihr ihr Vorhaben völlig wahnsinnig, nichts in der Welt hielt sie schließlich davon ab, nach Hause zu gehen und genau wie alle anderen das zu erledigen, mit dem sich Menschen, egal in welcher Altersgruppe, primär beschäftigen: sich erst sorgen und dann trotzdem weitermachen. Um sich selbst, kranke Eltern, Hausaufgaben oder Freunde, die nicht zurückschreiben. Normale Dinge eben: im Kopf peinliche, längst vergangene Konversationen wieder und wieder abspielen und sich schlagfertige Antworten überlegen, die sich längst nicht mehr lohnen. An den nächsten Urlaub denken. Die nächste Klassenarbeit, den nächsten Elternabend. Einfache, alltägliche Sachen. Einen neuen Handyvertrag abschließen. Einen Liebesbrief schreiben und dann doch nicht abschicken. Den Hund füttern. Schlechtes Gewissen beruhigen. Rumwohnen. Katzenstreu online shoppen. Irgendwann Zähne putzen und ins Bett, warten auf den

Schlaf. Um sich dann, endlich, keine Sorgen mehr zu machen, zumindest bis zum nächsten Morgen.

Jetzt, wo sie im Halbdunkel nicht mal ein Eichhörnchen erblickte, erschien Juli ihr Vorhaben längst nicht mehr so mutig und entschieden wie noch in der Nacht, den vielen, vielen Nächten davor. Die Realität war immer echt gut darin, die Stimmung zu versauen. Aber nun war es zu spät. Ihr Vater wähnte sie im Bus nach Prag, ihre Klassenlehrerin bedauerte derweil Julis akute Halsentzündung. Im Gegensatz zu ihren Mitschülern war sie deutlich früher an ihrem Ziel angekommen, zwar nicht in Prag, zwar nicht kulturell interessant, aber immerhin im Niemandsland der erfolgreichen Lügen. Nur hätte sie sich diese große Freiheit deutlich trockener vorgestellt.

Sie blickte hinter sich. Aber da war immer noch kein Reh, nicht einmal ein Eichhörnchen. Kein Wunder, denn die meisten millionenschweren Bemühungen von Wildbrücken-Architekten verzeichneten im ersten Jahr statistisch drei Feldhasen und kein Reh. Obwohl sie es sonst immer so schätzte, wenn alles genau ihren Erwartungen entsprach, wünschte sie sich gerade nichts mehr als eine Überraschung, andere würden vielleicht sagen: ein Zeichen. Es musste ja gar kein scheues Reh sein, ein dicker Feldhamster hätte auch gereicht. Aber da war nichts. Juli fror, sah nach unten und spielte weiter mit dem Schneckenhaus in ihrer Hand.

SEKUNDENSCHLAF

Hella schreckte hoch, zum ungefähr achten Mal, seit sie sich heute hinter das Steuer gesetzt hatte. Sie kurbelte unwirsch das Fenster ihres VW Passat herunter und hoffte, der kalte Fahrtwind möge sie zumindest kurzfristig etwas wacher machen. Es half wenig. Sie hatte noch mindestens neun Stunden Fahrt vor sich, falls ihr Wagen durchhielt, worauf sie sich nicht verlassen konnte. Dazu hatte es angefangen zu nieseln und die viel zu alten Scheibenwischerblätter des Passat scheiterten wiederholt bei dem verzweifelten Versuch, trotz der wenigen Regentropfen etwas Klarheit zu verschaffen.

Das gelbe Ortsschild von Ibbenbüren hatte sie kurz vor sieben hinter sich gelassen, genau wie das etwas kleinere, mittlerweile rostige Emailleschild darunter, das jedem Touristen etwas zu selbstbewusst Ibbenbüren als »Das Hoch im Münsterland« anpries. Hella verließ den Großraum Osnabrück in diesem Jahr zum zweiten Mal, verwendete aber viel Energie darauf, den ersten Ausflug zu verdrängen. Denn wenn ein Oldie wie sie zu irgendwas in der Lage sein sollte, dann ja wohl zum Vergessen. Trotzdem stellte sich bei ihr keine schusselige Vergesslichkeit ein, im Gegenteil. Die Schmach ihres letzten Auftrittes hatte sich tief eingebrannt. Ein großer Getränkehersteller wollte mit dem Zeitgeist mithalten und hatte auf einer Streuobstwiese seine neue Biolimonade vorgestellt. Das »Festival« hatte seine Besucher dazu eingeladen, »bei guter Musik und einem Gläschen Birnenlimo« selbst Obst zu pflücken. Die wenigen jungen Menschen, die eingetrudelt waren, schauten lieber auf ihr Handy als auf die Bühne, wo Hella sich anfangs jede Mühe um die Gunst des Publikums gab. Irgendwann winkte die Organisatorin des Festivals schließlich Hella von der Bühne, dankte ihr wenig glaubhaft für ihre »Performance« und merkte an, dass die Zielgruppe vielleicht einfach zu jung für eine Hella Licht sei.

Die Scham grub sich noch heute, viele Monate später, immer mal wieder, zurück an die Oberfläche des Bewusstseins, und Hella musste sich jedes Mal unwillkürlich schütteln.

Natürlich wusste Hella, dass es durchaus auch mal Abende gegeben hatte, an denen sie leicht beschwipst und glücklich oder sehr beschwipst und glücklich oder stark betrunken und zumindest so etwas Ähnliches wie glücklich gewesen war. Nur schienen diese Augenblicke nicht so klare Spuren hinterlassen zu haben, sie verschwammen wie Fußabdrücke am Strand bei der nächsten Welle.

Die Momente der Scham, des Selbsthasses allerdings waren sich zu gut für kindische Sandabdrücke und bauten unzerstörbare Betonburgen. Und von denen hatte Hella jetzt genug. Deshalb hatte sie den Auftritt in zwei Wochen zugesagt, die Hälfte der Gage sich bereits auszahlen lassen, ohne je geplant zu haben, dort tatsächlich aufzutauchen. BILLIGMOEBEL24 feierte die Eröffnung seiner ersten Offline-Filiale. Schon Wochen vorher hatte ein TV-Sternchen, das sich zuvor als Nacktmodel einen Namen gemacht hatte, in den Werbeblöcken sämtlicher Lokalsender versprochen: »BILLIGMOEBEL24, der einzige Laden, der noch billiger ist als ich!« und dann jedes Mal nervtötend gelacht. Die Nummer der Veranstalter hatte sie unter »Nicht rangehen!!!« eingespeichert, und wenn sie doch aus Versehen mal abhob, versicherte sie stets, sich sehr auf den Auftritt zu freuen.

Die Zeit kroch dahin, lange Autofahrten hatte Hella noch nie gemocht. Zu abwechslungsarm, zu viel Zeit zum Nachdenken. Im Geiste ging sie erneut den vergangenen Nachmittag durch. Sie hatte Papiere, einige Fotos und Klamotten in einen alten Koffer gepackt und, in einer ihr selbst befremdlichen Manier, sogar noch den Geschirrspüler eingeräumt und angestellt. Darüber hinaus hatte sie noch einen Brief an alle Nachbarn verfasst, am Computer, nach mehreren Versuchen erfolgreich ausgedruckt und außen mit Tesafilm an ihre Wohnungstür geklebt:

Liebe Nachbarn,
macht euch keine Sorgen! Ich bin nicht tot, nur für eine Zeit lang unterwegs. Ich hab den Müll runter gebracht, wenn es jetzt stinkt, sind es wahrscheinlich, wie ich schon seit JAHREN (!!!!!) der Hausverwaltung sage: Mäuse in den Wänden!
Hella Licht

Die letzten sechzig Minuten hatte sie hauptsächlich damit verbracht, in einem inneren Streitgespräch mit sich selbst auszuhandeln, ob es sich lohnen würde, auf der Strecke ein Motel zu finden, um sich am nächsten Morgen etwas wacher hinter das Steuer zu setzen. Dagegen sprach, dass die meisten Hotels am Rande von Autobahnen beklemmend und lieblos eingerichtet waren. Ihr wurde schon übel bei der Aussicht auf eine durchgelegene Matratze mit Flecken, deren Herkunft man erahnen konnte, aber nicht wollte. Dann doch lieber Geld und Ärger sparen, die Hände vom Lenkrad nehmen und zusehen, wie der Wagen bei 120 km/h mit der Leitplanke verschmolz. Das ersparte auch ein langsames Dahinsiechen in einem asbestverseuchten, deprimierenden Altersheim, in dem man mit Bridge, Tierdokus und Fernsehratesendungen die Zeit verplempern musste.

Andererseits: Hella war durchaus bewusst, dass eine Leitplanke definitiv keine sichere »Du kommst aus dem Gefängnis frei«-Karte war. Und im Gegensatz zu Leitplanken versprach die Schweiz einen deutlich glamouröseren Abgang. Auf den Zufall konnte sie sich, je älter sie wurde, immer weniger verlassen. Früher präsentierte sich der Zufall gern als Chance, warf glitzernde Möglichkeiten wie Konfetti durch ihr Leben. Es schien, als sei der Zufall mit ihr gealtert: Zufälligerweise hatten Ärzte keine Sprechstunde, wenn Hella gerade krank war, zufälligerweise war keine Milch mehr da, wenn sie sich gerade einen Kaffee gemacht hatte, zufälligerweise streikte ihr Computer immer dann, wenn sie ihn dringend brauchte. Hella warf einen Blick in den Rückspiegel, der ungeschickt beziehungsweise gar nicht justiert war, und erschrak vor ihrem eigenen Anblick. Das Beste, dachte sie so leise wie möglich, denn der Gedanke war ihr vor ihr selbst peinlich, das Beste war, dass sie in der Schweiz zwei Termine hatte: einen zum Sterben und einen einige Stunden davor: zum Schminken und Frisieren.

Für eine Pause allerdings sprach, dass eine fast Siebzigjährige, die verlässlich alle Viertelstunde einnickte, nicht nur eine Bedrohung für sich selbst war. Im ungünstigsten Fall würde sie achtzehnjährige Fahranfänger namens Malte mit in den Tod reißen. Maltes, die so gar nichts dafür konnten und die doch noch ein ganzes Leben vor sich hatten. Mit einem Mal schien eine Nacht in einem Motel mit dem Namen »Relax Hotel Kraftwerk Brackwede Süd« ein erträglicher Kompromiss. Hella tastete mit der linken Hand in dem Fach der Fahrertür nach ihrer E-Zigarette. Sie zog daran und hustete eine Wolke weißen Rauch mit Piña-colada-Geschmack in den Innenraum des Wagens. Der Dampf vernebelte kurz ihre Sicht, sie fuchtelte mit den Händen vor sich in der Luft herum, irgendjemand hupte, erschrocken verzog sich der Qualm aus dem offenen Fahrerfenster in die anbrechende Nacht. Du liebes Lottchen, dachte Hella, so weit ist es mit mir schon gekommen, so weit, und trotzdem noch neun Stunden.

DÄMMERUNG

Die Welt ist, solange man sie mit der Erde gleichsetzt, ziemlich berechenbar: Sie ist der dichteste, fünftgrößtc und der Sonne drittnächste Planet des Sonnensystems. Vor allem aber ist sie, zumindest wenn man Wikipedia vertraut, Ursprungsort und Heimat aller bekannten Lebensformen, und zu denen zählten an diesem Abend auch Juli und Hella.

Einer Studie nach, von der weder Hella noch Juli eine Ahnung hatte, war es wissenschaftlich erwiesen, dass jeder Mensch auf dieser Erde jeden anderen Bewohner des Planeten über höchstens sechs Ecken kennt. Ein Beispiel: Juli erinnerte sich daran, wie sie, nachdem sie in der sechsten Klasse im landesweiten Vorlesewettbewerb knapp verloren hatte, enttäuscht die Hand des Ministerpräsidenten geschüttelt hatte. Dieser wiederum kannte die Kanzlerin, diese wiederum war mit dem amerikanischen Präsidenten per Du. Juli kannte also irgendwie das Staatsoberhaupt der USA. Und mit einer hohen Wahrscheinlichkeit war davon auszugehen, dass auch Hella und Juli sich über verschlungene Umwege kennen mussten. Doch weder Juli noch Hella glaubten daran, dass ihre Begegnung irgendeine größere, schicksalsschwangere Bedeutung hatte, als sich ihre Wege einige Sekunden später unter einer Wildbrücke kreuzten.

Auf genau diese steuerte Hella geradewegs zu. Sie griff die Chipstüte auf dem Beifahrersitz und versuchte sie mit einer Hand zu öffnen. Als das nicht klappte, steuerte sie mit dem Knie. Der Passat wankte bedenklich und zog leicht nach links über den Mittelstreifen gen Überholspur, was zwar die anderen Autofahrer entsetzt aufhupen ließ, die Chipstüte aber nicht im Geringsten beeindruckte.

Hella gab auf und warf die Tüte entnervt in den Fußraum des Beifahrersitzes, wo schon eine Socke, zwei leere Coladosen und eine dreckige Jogginghose eine Zwangsgemeinschaft bildeten. Auch ihr Klapphandy lag dort, seitdem Hella entsetzt festgestellt hatte, dass Handys aus dem letzten Jahrzehnt nicht über so etwas wie Google Maps verfügten. Es war, wie immer eigentlich, alles gegen sie. Selbst die Zeit machte gerade, was sie wollte.

Es dämmerte bereits, dabei war es doch erst Anfang September und sie nicht mal am Bielefelder Kreuz. Bestimmt war irgendwo auch schon Weihnachtsmarkt, und bevor man sichs versah, standen in irgendeinem Edeka mit hoher Wahrscheinlichkeit goldverpackte Osterhasen an der Kasse.

Hella hatte sich immer etwas neben der Zeit empfunden, mit zwanzig hatte sie sich erwachsen gefühlt, und als sie vierzig war, hatte sie erstaunt festgestellt, dass sie ihr Leben immer noch nicht im Griff hatte.

Mit zunehmendem Alter schienen die Jahre immer schneller zu vergehen, obwohl sie viel weniger erlebte. Die guten Jahre waren einfach verflogen, und alles, was ihr davon blieb, war ein zusammengematschtes Timelapse-Video, lose Trümmerstücke ihrer Erinnerungen, mit einem Spritzer Nostalgie garniert. Und darin auf kaleidoskopartigen Gruppenbildern so viele fremde Gesichter, von denen sie sicher war, dass sie zu irgendeinem Zeitpunkt in ihrem Leben wichtig gewesen waren. Doch sobald sie sich an einen kurzen Augenblick klammerte (sie auf der Bühne; sie in den Armen von Fans; sie am Küchentisch vor einem randvollen Aschenbecher) und versuchte, sich die Situation zu vergegenwärtigen, schienen sich irgendwelche Neuronen in ihrem Hirn kurzzuschließen. Neue Bilder überlagerten die alten, versuchten einen Kontext herzustellen, den es nicht gab, und am Ende blieb Hella erschöpft und alleine mit zusammenhanglosen Bildern zurück. Ihr Metier war immer die Gegenwart gewesen, vorausschauend zu handeln fiel ihr seit jeher sehr schwer.

Schlechte Angewohnheiten, das hatte Hella mittlerweile zumindest theoretisch begriffen, gediehen besonders gut, wenn man eine Zeit lang erfolgreich damit gefahren war. Das galt für ihre Nikotinabhängigkeit, die sie mit fünfundzwanzig und Zigarettenspitze noch verwegen hatte aussehen lassen, genauso wie für ihre notorische Unpünktlichkeit, ihre Unbekümmertheit und ihre Weigerung, für irgendjemanden Verantwortung zu übernehmen, sich selbst eingeschlossen.

Hellas Augenlider wurden schwer, das sanfte Prasseln des Regens auf der Windschutzscheibe lullte sie ein. Müdigkeit breitete sich trügerisch wohlig in ihrem Körper aus. Alles fühlte sich wunderbar schwer an, wie es diverse rezeptfreie Baldrianpräparate und Meditationsübungen ihr zwar immer versprochen, aber nie eingehalten hatten. Das Problem war – wie so oft – lediglich der Zeitpunkt. Die Müdigkcit war so penetrant, ein offenes Fenster mit Frischluftzufuhr reichte nicht mehr. Hella blieb nichts anderes übrig, als auf einen Rastplatz zu hoffen. Ansonsten blieb nur der Pannenstreifen. Doch die Metapher auf ihr Leben war selbst Hella zu simpel. Also weiter. Blaue Schilder rechts, kalte Luft von links. Die schwachen Abblendlichter des Passat, die Eintönigkeit der Autobahn, Hellas Sehschwäche und der verdammte Rastplatz, alle hatten sich gegen sie verschworen.

HALTLOS

Bevor Juli fiel, fiel das Schneckenhaus. Ihr war selbst nicht klar, warum sie es noch in der Hand gehalten hatte, als sie über das Geländer kletterte. Es war ihr aus der linken Hand gerutscht und es war vielleicht ein einfacher Reflex gewesen, mit der rechten, die sie noch am so sicheren Geländer hielt, nach dem Schneckenhaus zu greifen. Ein dummer, instinktiver Griff ins Nichts, und bevor Juli irgendwas verstand, fiel auch sie. Im Fallen war sie entsetzt, selbst ihr ehemals so fester Entschluss zu sterben ließ sie in diesem Sekundenbruchteil im Stich. Sie hatte immer gelesen, dass kurz vor dem Tod das ganze Leben an ihr vorbeiziehen würde, wie ein großes Theater, sozusagen ein Best-of, bevor für immer das Licht ausging. Doch da kam nichts und im nächsten Moment schlug sie schon hart auf dem nassen Asphalt der Autobahn auf.

Einen Moment lag sie einfach da, unfähig, sich zu bewegen. Nichts war schwarz geworden, da war nur dieser dumpfe Schmerz im Bein und ihrem Unterarm. Mit der linken Hand strich Juli über den Asphalt, verwundert, wie uneben die von oben so glatt wirkende Straße war. Kleine, harte Hügel unter ihren Fingerspitzen. Und ein Stück entfernt: unscharfe Lichter, die sich schnell näherten. Gleich kommt ein Wagen, dann ist es wirklich, wirklich vorbei, dachte Juli, schloss die Augen und wartete. Gleich würde es endlich dunkel. Gleich. Nur ein paar letzte Atemzüge. Doch statt dunkel wurde es laut, und ein weißer Passat kam kreischend vor ihr zum Stehen.

Hella stürzte aus dem Auto mit einer Geschwindigkeit und Agilität, die sie sich selbst nie zugetraut hätte. Sie war sogar ein wenig stolz, daran gedacht zu haben, auf dem Standstreifen zu parken und die Warnblinkanlage zu aktivieren. Instinktiv packte sie den Körper des Teenagers, der da vor ihr lag, unter den Achseln und zerrte ihn mit aller Kraft zum grasbewachsenen Rand der Autobahn. Während ein paar Sattelschlepper mit osteuropäischen Kennzeichen an den beiden vorbeidonnerten, stand Hella unbewegt da, starrte außer Atem auf dieses sich kaum regende Mädchen unter ihr. Als Erstes fiel ihr die gerissene Jacke auf, unter der ein schwarzer Kapuzenpullover zu erkennen war, der sich zu Hellas Erleichterung schnell hob und senkte.

Hella ging in die Knie und berührte die Schulter des Mädchens, nicht zu fest, und rüttelte leicht. »He, kannst du mich hören?«

Juli stöhnte leise auf und zog die Knie an. Ihre linke Hand tastete nach ihrem Unterschenkel. Ihre Jeans war an dieser Stelle zerrissen, das Schienbein darunter: ein Schlachtfeld. Sie stöhnte erneut auf und versuchte, auf ihr Bein zu deuten.

Hella zog ihre Strickjacke aus und bettete Julis Kopf darauf, dann hastete sie zum Auto und suchte nach ihrem Mobiltelefon, um einen Notruf abzusetzen. Im Fond war es dunkel. Panisch suchte Hella den Fußraum des Beifahrersitzes ab, ertastete schließlich das Gerät und angelte es mit den Fingerspitzen heraus. Das Display war schwarz, der Akku leer. Auch das Handy war gegen Hella. Ab jetzt waren ihre Handlungsoptionen relativ limitiert: entweder da sein, so richtig, mit Helfen und Verantwortung und allem – oder, das zumindest schien immerhin noch machbar: flüchten! Sich hinter das Lenkrad setzen und einfach davonfahren, weiter gegen den Sekundenschlaf kämpfen, statt sich mit dem leise wimmernden Chaos auf dem Pannenstreifen auseinanderzusetzen.

Hella wollte nicht helfen. Sich um andere zu kümmern war noch nie ihr Ding gewesen, sie hatte ja schließlich mehr als genug mit sich selbst zu tun. Erst die blöde Chipstüte, dann so was, dachte sie, nie kann mal irgendwas reibungslos funktionieren. Gleich darauf schämte sie sich für den schlechten Vergleich. Sie war müde, und sie wusste nicht, was sie tun sollte. Es war schließlich nicht ihre Schuld, dass Teenager gerade dann vom Himmel fielen, wenn sie selbst auf dem Weg dorthin war. Sie hörte das Mädchen leise wimmern und sah sich panisch um. Entlang des Autobahnabschnitts war, vor allem bei diesen Lichtverhältnissen, nirgendwo ein Notfalltelefon zu erkennen. Fahr einfach weiter, schoss es ihr durch den Kopf, jemand anders wird sicher anhalten. Und morgen erinnerst du dich vielleicht gar nicht mehr daran. Aber dieses

Mal konnte der Fluchtinstinkt sie nicht überzeugen. Erstens, weil diese Jugendliche offensichtlich dringend ärztlich versorgt werden musste, und zweitens, nun ja, weil sie nicht als schlechte reißerische Schlagzeile enden wollte:

»Ex-Popstar Hella Licht überfährt Teenager.«

Oder, noch schlimmer, wenn dem bekifften Boulevardvolontär ihr Name nicht mal mehr ein Begriff war:

»War es Demenz? Alte Frau begeht Fahrerflucht, Teenager tot.«

Hella schauderte es. Nee. Das galt es um jeden Preis zu vermeiden.

Juli dachte währenddessen gar nichts. Die Schwärze, nach der sie sich gesehnt hatte, hatte sich nicht eingestellt. Der Asphalt neben ihr war lediglich genauso grau wie der Himmel von Nordrhein-Westfalen über ihr. Und dann waren da die Geräusche der Autos, die vorbeizogen, als wäre nichts, als wäre gar nichts, bis auf die kleine Ausnahme, dass eben doch was war. Autos wie Menschen: immer das gleiche Spiel. Da passte es auch gut ins Bild, dass sie noch am Leben war. Zu allem Überfluss knuffte eine alte Frau sie immer wieder vorsichtig an der Schulter und rief dabei zunehmend lauter: »HALLO! HAAALLO! HALLO!«

Das Gegenteil vom Tod, schoss es Juli durch den schmerzenden Kopf, war genau das: von einer Fremden angestupst zu werden und von einer hysterischen Stimme angeschrien zu werden. Hellas panische »HALLO«s und »HÖRST DU MICH«s erinnerten sie an die Animateure in einem All-inclusive-Ferienklub in der Türkei, in dem sie vor Jahren mit ihrem Vater zum ersten und letzten Mal Urlaub gemacht hatte. Aber genau wie damals wollte sie an keiner Zaubershow teilnehmen, sie wollte nicht in der Kinderdisco tanzen oder Tennis spielen, sie wollte, damals wie heute, schlicht in Ruhe gelassen werden.

Neben den pochenden Schmerzen breitete sich eine unendliche Erschöpfung in ihrem Körper aus. Erschöpfung, was für ein Quatsch, dachte Juli, ich liege hier doch nur so rum. Ihr Kopf fiel nach links, und immer wieder sah Juli, was sie hatte vermeiden wollen, nämlich Dinge und Farben und am schlimmsten: eine Person. Es ärgerte sie, dass sich ihre Augen trotz ihrer genauen Planung weigerten, sich endlich hinter müden Lidern für langfristige Dunkelheit zu entscheiden. Stattdessen blendete sie das Licht der Autos. Und über ihr diese Frau, die sie anstarrte.

Kurz war Juli erstaunt darüber, dass ein Schatten eine so unangenehm hysterische Stimme besaß, dann war ihr alles wieder angenehm egal. Unbeteiligt beobachtete sie den Schatten, der sich von ihr weg zum Auto bewegte. Sie hob den Kopf leicht an und sah die ältere Frau im Kofferraum herumwühlen. Was für eine komische Vorstellung, dachte Juli, dass man im Leben anderer Menschen meistens nur eine Nebenrolle spielt. Anscheinend hatte sie gerade die Hauptrolle bekommen. Ihr tat alles weh, ihr Plan war so gründlich schiefgelaufen. Und so ließ sie ihren Kopf mit einem lauten Stöhnen wieder nach links kippen.

Hella hingegen war diese einsetzende Wirklichkeit gerade viel zu viel und gönnte ihr keine Pause. Ihr Plan war Ruhe gewesen, nicht plötzlich panisch nach einem Erste-Hilfe-Koffer zu suchen, was in Anbetracht der von ihr im Kofferraum über die Jahre liebevoll herangezüchteten Unordnung durchaus eine herausfordernde Aufgabe darstellte. Unzählige Plastiktüten, deren Inhalt sie nicht mal erahnen wollte, ihr ausgestopfter Dackel, Fast-Food-Verpackungen. Alles, nur kein Erste-Hilfe-Koffer. Beziehungsweise fast alles, denn ein Warndreieck konnte sie in dem Verhau des Kombis auch nicht ausfindig machen. Falls sie so vernünftige Anschaffungen überhaupt jemals besessen hatte, waren sie verlässlich unter Schichten von schimmeliger Vergangenheit begraben. So tief, dass das stöhnende Mädchen auf dem Grünstreifen hinter ihr wohl eher an Altersschwäche sterben würde, bevor sie Verbandszeug oder das rote Behelfsverkehrszeichen gefunden hätte. Hella versuchte fieberhaft, sich an ihren letzten Erste-Hilfe-Kurs zu erinnern, der mindestens dreißig Jahre zurücklag. Doch alles, was davon geblieben war, waren sie, die auf dem Brustkorb einer Puppe herumdrückte, und das rote Lämpchen, was stoisch feststellte, dass sie dabei keinen sonderlich guten Job machte.

Ratlos starrte sie in den Kofferraum. Mittlerweile antik anmutende Essensreste schimmelten in Alufolie vor sich hin. Die silbern blitzende Folie erinnerte Hella an etwas, was sie mal gelernt haben musste: Unfallopfer musste man unter allen Umständen wärmen. Rettungsdecke, genau, so hieß das. Kurz, aber wirklich nur sehr kurz, erwog sie die

Option, das Unfallopfer mit alten Döner-Alufolien zuzudecken. Sie wühlte weiter, und siehe da – unter einem DDR-Straßenatlas fand sie tatsächlich den Rettungskoffer, der sich nach einigem Bemühen öffnen ließ und ein Päckchen mit einer silbernen Rettungsdecke enthielt.

Julis Gesicht fühlte sich plötzlich sehr warm an. Als sie mit der linken Hand nach ihrer Stirn tastete, spürte sie etwas Nasses auf ihrer Wange. Verwundert bemerkte sie das Blut auf ihrer Hand und der Schmerz in ihrem linken Bein schien schlimmer zu werden. Dazu gesellte sich ein altbekanntes Gefühl: Scham. Nicht mal Sterben bekam sie hin, und anstatt endlich Ruhe zu haben vor allem, was wehtat, musste sie irgendwann auch noch auf die panische Frau reagieren, die versuchte, einen Beipackzettel aus dem Koffer zu entziffern.

Hella gab entnervt auf und beschloss, ihrem gesunden Menschenverstand zu vertrauen. So kompliziert konnte die Anwendung einer Aludecke nicht sein. Sie riss die Packung auf und entblätterte auf dem Weg zu Juli das dünne Aluminium. Während sie die Decke um den schmalen Körper wickelte, fielen ihr die Worte ihres Fahrlehrers von vor hundert Jahren ein: stabile Seitenlage. Also bugsierte sie den leise vor sich hin wimmernden Alu-Wrap auf die Seite.

Hella kniete sich zu Boden und betrachtete das Gesicht unter ihr zum ersten Mal genauer. Ein rundes Mädchengesicht, das sie ungeschminkt und verstört anstarrte. Und auf ihrer Wange eine blutende Platzwunde.

»Kannst du aufstehen?«, fragte Hella in das Mondgesicht auf dem Asphalt.

»Ugh«, stöhnte das Gesicht zurück und sah dabei sehr jung aus.

»Du hast doch sicher ein Handy. Soll ich jemanden für dich anrufen?«, fragte Hella.

Juli antwortete nicht. Sie hatte Hellas Frage gehört, aber statt über ihr Handy nachzudenken, ließ sie ihren Blick in Richtung Himmel schweifen. Juli ahnte, dass die Frau, die da über ihr hing, sich Sorgen machte, aus irgendeinem Grund, vielleicht Zivilcourage, vielleicht Empathie, egal. Ihre linke Wange fühlte sich klebrig an. Auf dem Pannenstreifen einer Autobahn liegen, das Gesicht voller Blut: Das war etwas, was anderen Leuten passierte. Etwas, von dem man in den Lokalnachrichten hörte. Was für eine absurde Idee, dass es sich dabei dieses Mal um sie selbst handelte.

Es ist ein großes Missverständnis, dass Schock zu Klarheit führt. Juli hatte keinen Moment der Klarheit, stattdessen sah sie die Sterne über sich und wunderte sich über die alten Griechen, die genau wie sie vor Jahrhunderten in einen ähnlichen Himmel gestarrt haben mussten. Im Gegensatz zu Juli allerdings hatten die alten Griechen höchstwahrscheinlich in dem Moment, als sie die blitzenden Himmelslichter bewunderten, nicht voller Selbsthass darüber nachgedacht, warum sie sich nicht von einer höheren Brücke gestürzt hatten, sondern stattdessen die Astronomie erfunden. Aber Juli war gerade nicht in der Lage, eine neue Wissenschaft ins Leben zu rufen, geschweige denn einen klaren Satz zu formulieren.

Die Dame über ihr bombardierte sie mittlerweile mit Fragen. Wie sie hieße. Wo ihr Handy sei. Und ob sie aufstehen könne. Ob sie wisse, wie man eine Rettungsdecke richtig verwendet. Sie würde sie jetzt ins Krankenhaus bringen.

Nein, wollte Juli sagen, nein zu alldem, aber als Hella ihre Hand griff, ließ sich Juli hochziehen, bis sie, etwas wackelig, stand. Der Schmerz im Bein pochte noch stärker, wenn sie auftrat, und so humpelte Juli, gestützt von Hella und zu müde für jeden Protest, zur Beifahrertür des Passat. Einen letzten Blick warf sie auf die Autobahn und sah eine weiße Kalkspur neben dem Mittelstreifen: die Scherben ihres Schneckenhauses, das im Gegensatz zu ihr einem Achtzehntonner zum Opfer gefallen war.

Kraftlos ließ sich Juli auf den Sitz fallen. Hella dachte sogar daran, das fremde Mädchen anzuschnallen, dann setzte sie sich ans Steuer und startete den Wagen. Sie hielt, mittlerweile hellwach, nach der nächsten Ausfahrt Ausschau. Es war still im Wagen. Immer wieder tastete Hella in der linken Tür nach alten Servietten, und als sie eine zu fassen bekam, reichte sie diese an Juli.

»Fest draufdrücken«, und bei ihren Worten deutete Hella auf die Platzwunde in Julis Gesicht. »Nicht, dass du mir die Sitze vollblutest.« Juli folgte stumm der Anweisung.

Um die Stille zu vertreiben und das Kind neben ihr von seinen Schmerzen abzulenken, schaltete Hella irgendwann sogar das verhasste digitale Autoradio an, das sie sich vor Jahren hatte aufschwatzen lassen und dessen Bedienung sie bis heute nicht wirklich begriff, und suchte nach einem Sender, der Juli gefallen könnte.

»Und gleich spielen wir das geheimnisvolle Geräusch für unsere Lieblingshörer und Hörerinnen! Siebenhundert Euro sind im Jackpot, ruft an unter der 0800 93939393.«

Kurz verstummte das Radio, dann ertönte ein helles »PLING«, und der Moderator peitschte die Zuhörer unbarmherzig weiter durch sein Abendprogramm: *»Und in genau zwei Minuten heißt es aufgepasst, da spielen wir euch das Geräusch noch mal. Aber jetzt erst mal unser nächster Hit aus den 80ern: Falco mit »Out of the Dark«. Das hier ist 98,6 FM, euer Rock- und Popsender.«*

Hella blickte kurz auf den von ihr abgewandten Rücken auf dem Beifahrersitz und sagte: »Wenn du mich fragst, ist das 'ne Mikrowelle.«

Das Mädchen antwortete nicht. Vielleicht hatte sie Hella nicht verstanden? Vielleicht konnte sie nicht gut Deutsch? Sehr langsam und laut fragte Hella: »Ist dir mal aufgefallen, dass sich das Geräusch von Mikrowellen seit den Siebzigern nicht mehr verändert hat?«

Juli fragte sich mittlerweile, ob ihre Fahrerin wohl dement war, und antwortete vorsichtshalber nicht.

Hella ließ sich nicht entmutigen, hob den linken Arm an und imitierte das Summen einer Mikrowelle:

»Bss, bss, bss und dann: PLING! Und schon«, fuhr sie zufrieden fort, »ist die Tiefkühllasagne heiß, also oben und am Rand, die Mitte bleibt ja immer eklig kalt.«

Hella tat ihrem VW Passat einen Gefallen und schaltete gnädig einen Gang höher.

»Das geheimnisvolle Geräusch«, wiederholte sie.

»So ein Schwachsinn! Jeder, der mal alleine gewohnt hat, erkennt dieses Geräusch. Sie hätten das Geräusch einer Schneeflocke nehmen sollen, oder eines Asthmasprays, oder eines letzten Atemzugs. DAS wäre interessant, nicht so eine lahme Tiefkühllasagne.«

Juli reagierte immer noch nicht.

Hella überlegte laut, welche Geräusche noch interessant sein könnten.

»Wenn eine Zigarette in den Drink fällt!«

Juli antwortete nicht.

»Oder das Geräusch, wenn man Kokain mit einer Kreditkarte zerhackt!«

Keine Reaktion.

»Oder dieses Gepiepse, was man immer im Ohr hat, wenn's leise ist«, Juli war sich mittlerweile sehr sicher, dass die Alte verrückt war, »dieses PIEEEEEPpieppiep-PIEEEP, du weißt was ich meine, oder?«

Juli nickte vorsichtshalber, auch wenn sie keinen blassen Schimmer hatte, warum es bei der alten Frau wohl piepte, und schloss dann die Augen. Hella gab auf.

Die nächsten Minuten vergingen schweigend.

»Ich heiße übrigens Hella«, sagte Hella irgendwann und sah Juli leicht nicken.

Hella fragte, wie das Mädchen auf die Idee gekommen war, von der Brücke zu springen, bekam jedoch keine Antwort. Hella blickte zum Beifahrersitz. Julis Kopf lag, der Schwerkraft unterworfen, in einer dermaßen unbequemen Lage, dass sie sich ziemlich sicher sein konnte, dass ihre junge Beifahrerin tatsächlich eingeschlafen war und sich nicht nur mit geschlossenen Augen vor einer Rechtfertigung drücken wollte. Auf die Erklärung, wie zur Hölle das Mädchen auf der Fahrbahn gelandet war, würde Hella noch etwas warten müssen.

Hella erinnerte sich in diesem Moment an einen Abend mit einem beeindruckend nichtssagenden Unfallchirurgen, mit dem sie auf einer ihrer Tourneen an der Hotelbar gestrandet war: Statt sie einfach mit hoch aufs Zimmer zu nehmen, hatte dieser es bevorzugt, ihr einen selbstverliebten Vortrag über Cognac und die Heldentaten seines Arbeitsalltags zu halten. Hella wusste nicht mehr, was danach passiert war und ob sie es beide irgendwann hinauf in ihr Zimmer geschafft hatten, doch einem Fragment seiner Rede war es auf wundersame Weise gelungen, es sich in ihrem Langzeitgedächtnis bequem zu machen: der einfache Fakt nämlich, dass Unfallopfer nicht das Bewusstsein verlieren durften. Der Arzt hatte zwar damals von den Gefahren des Erfrierens gesprochen und nicht von Stürzen, doch dieses winzige Detail schien Hella auch jetzt wichtig, und so brüllte sie plötzlich in die Stille hinein:

»HALLO, NICHT EINSCHLAFEN!«, und schubste Juli

grob. Diese öffnete erschrocken die Augen, mehr Regung war nicht aus der erschöpften Gestalt neben ihr hervorzulocken. Doch kurz darauf schloss Juli wieder die Augen. Es schien nicht im Interesse dieses halben Kindes zu sein, weiter auf diesem Planeten zu verweilen.

»KÖNNTEST DU DIE FREUNDLICHKEIT BESITZEN, NICHT IN MEINEM AUTO ZU STERBEN?«, brüllte sie also, und Juli fuhr erschrocken auf und sah ihre Chauffeurin irritiert an, drückte wieder die Serviette an die Wange. Dann nickte sie schließlich und Hella atmete aus.

Aus dem Autoradio tönte weiter die Stimme des gut gelaunten Moderators, der noch immer auf der Suche nach dem Ursprung des geheimnisvollen Geräusches war und es zum gefühlt dreißigsten Mal abspielte. Hella beugte sich vor und betätigte den Suchlauf des Autoradios.

»Sag einfach stopp, wenn da was ist, das dir gefällt.«

Ihre Beifahrerin drehte den Kopf zur Seite.

»Ich mein, ich hab ja keine Ahnung, was ihr jungen Leute heute so für Sachen hört!«

Hella knuffte Juli in die Hüfte, und deren Kopf fiel mit einem dumpfen »Klonk« gegen das Fenster. Rauschend streifte währenddessen der Suchlauf durch die Musikgeschichte, Fragmente von freiem Jazz und Soft-Rock, unterstreut von Nachrichtensendungen und Staumeldungen, um schließlich bei einem Schlagersender zu enden.

»Also sorry, das geht gar nicht. Das kann doch wirklich niemand ansatzweise gut finden«, warf Hella ein und drückte dabei viel zu hektisch auf den kleinen Plastiktasten des Autoradios herum. Dann sagte sie, so aufmunternd sie konnte:

»Irgendwas werden wir schon finden!«

Selbst der grelle Schmerz in Julis Bein schaffte es nicht, die noch grellere Stimme neben ihr zu übertönen. Ihr Kopf schmerzte bei dem Versuch, sich aufzurichten. Alles war Matsch, aber irgendwas halbwegs Intelligentes setzte sich durch, und Juli drehte sich zu Hella: »Seh ich so aus, als würd mich das kümmern?«

Zwei müde Augen fixierten Hella nun zum ersten Mal. Sie nickte:

»Ist okay. Ruh dich aus. Nur nicht einschlafen, ja?«, fügte Hella noch hinzu, dann stellte sie auf den Ursprungssender zurück: *98,6 FM, der Rock- und Popsender.*

Ein blaues Schild verkündete in diesem Moment eine Ausfahrt. Hella hatte zwar noch nie von Bielefeld-Eckartsheim gehört, aber die Suche nach einem Krankenhaus erschien abseits der Autobahn erfolgversprechender. Aus reiner Gewohnheit setzte sie den Blinker, der keine Antwort gab. Der Mechaniker ihres Vertrauens, zehn Jahre älter als sie und ihr vielleicht letzter lebender Fan, hatte ihr zwar nie eine Rechnung ausgestellt, ihr den Wagen aber auch mit dem gleichen Defekt genauso schulterzuckend zurückgegeben. Das passiere immer mal wieder, Wackelkontakt, lohne sich nicht zu reparieren. Damit solle sie lieber zu einem jüngeren Kollegen, diese Kleinarbeit sei nichts mehr für ihn. Und wie immer entgegnete Hella dann stets, das werde sie machen, und schob noch hinterher, sie fahre die Dreckschleuder ja eh nur noch bis zum nächsten TÜV.

Auch jetzt war die Bewegung ihres linken Zeigefingers mehr liebevolle Geste als tatsächlich sinnvolles Warnzeichen für alle anderen Verkehrsteilnehmer. Klick, klick, dachte Hella schuldbewusst.

ENTFERNT VERWANDT

»Und das Kärtchen hast du nicht dabei?« Juli blickte in das strenge Gesicht der Krankenschwester und schüttelte den Kopf, worauf diese laut aufschnaufte.

»Name?«

»Juli Pfingsten«, antwortete Juli, »wie der Monat, und dann wie der Feiertag.«

»Sind ja echte Scherzkekse, deine Eltern«, kommentierte die Krankenschwester und drehte den Kopf zu Hella. »Und Sie, sind Se mütterlicherseits?«

»Bitte was?«

»Na ob Se mütterlicherseits sind oder vom Vater?«, wiederholte die Krankenschwester diesmal lauter.

»Nee, nee, ich hab die nur von der Fahrbahn gezogen«, antwortete Hella wahrheitsgemäß und Juli nickte bestätigend.

»Das kann ich hier nicht ankreuzen.« Die Krankenschwester runzelte die Stirn und starrte feindselig auf das Aufnahmeblatt.

»Sind Se denn sonst wie verwandt?« Sie sah wieder auf ihr Klemmbrett, ohne Hellas Äußerung zu kommentieren.

»Nein«, wiederholte Hella mit Nachdruck, »ich kenn die nicht. Die ist vor mir auf die Fahrbahn gestürzt.«

»Also keine Verwandtschaft«, nörgelte die Krankenschwester und hakte irgendwas ab.

»Nein, keine«, wiederholte Hella.

»Was ist mit Allergien? Oder Unverträglichkeiten?«, fragte die Krankenschwester und klickte mit ihrem Kugelschreiber herum.

»Wer, ich?«, fragte Hella verwirrt.

»Ob Sie von Erdnüssen rote Pusteln oder blaue bekommen, is mir relativ wurscht.« Die Schwester warf einen misstrauischen Blick in Richtung Hella: »Oder sind Sie auch auf den Kopf gefallen?«

»Ich, nein.«

»Na bitte. Also, Erdnüsse, Gluten, Hausstaub. Oder Laktose oder so. Ob die Kurze allergisch ist, muss ich wissen.«

»Keine Ahnung. Ich hab ja schon gesagt, ich kenn das Mädchen nicht.« Hella wurde ungeduldig.

»Wo hat deine Oma dich denn gefunden?«, fragte die Krankenschwester mit Blick auf Juli. Hella hatte keine Lust mehr, sich herumzustreiten, und korrigierte die Schwester nicht.

Juli drehte langsam den Kopf zur Seite und murmelte erschöpft:

»Nee, bin auf nix allergisch.«

»Besteht eine Schwangerschaft?«

Da Juli nicht reagierte, wandte die Krankenschwester ihren Blick wieder zu Hella.

»Keine Ahnung, von mir aus könnte sie die Tochter eines griechischen Gottes und schwanger mit Vierlingen sein!«

Juli schüttelte ergeben den Kopf.

»Wir haben also keine Allergien. Und schwanger sind wir auch nicht.«

Die Krankenschwester nickte zufrieden in Julis Richtung und noch zufriedener auf ihren Bogen: »Der Herr Doktor ist dann gleich für Sie da.«

Mit einem flatschenden Geräusch ihrer Gummischlappen verließ die Krankenschwester das Untersuchungszimmer. Juli ließ sich auf die Liege fallen. Beide Frauen konzentrierten sich darauf, die andere Person im Raum zu ignorieren. Denn letzten Endes, das war ihnen beiden bewusst, waren sie Fremde, die nur irgendeine alberne Laune des Schicksals in dieses viel zu helle Behandlungszimmer in der Nähe von Bielefeld befördert hatte.

Der »Herr Doktor« stellte sich als eine für die späte Uhrzeit verstörend gut gelaunte junge Notärztin mit feuerroten Haaren heraus, die Julis Wunden routiniert desinfizierte. Dann verkündete sie, dass die Verletzung an ihrem Schienbein viel schlimmer aussehe, als sie wahrscheinlich sei, und von alleine verheilen sollte, der Schnitt auf der Wange allerdings getackert werden müsse. Kurzerhand beschloss sie, dass eine örtliche Betäubung dafür nicht notwendig sei. Innerhalb einer Minute war Julis Wange geflickt, dann entfernte die Ärztin mit einer Pinzette die Asphaltkiesel aus Julis Bein, verband den Unterarm und warf einen schnellen Blick auf den Patientenbogen, den die Schwester ihr hinterlegt hatte: »Ein Sturz also, na, das passiert schon mal.«

Juli korrigierte die Ärztin nicht, warf nicht ein, dass es sich nicht um ein kurzes Stolpern gehandelt hatte. Sie wollte keine Panik auslösen, und noch viel weniger wollte sie die Nacht ein Stockwerk höher, auf der psychiatrischen Jugendabteilung, verbringen. »Wir röntgen sicherheitshalber noch kurz«, beschloss die Ärztin und verschwand mit Juli und ihrer Liege um die Ecke.

Einige Minuten später hielt die Ärztin die Röntgenbilder von Julis Knie gegen eine helle Wandbeleuchtung, dann lächelte sie Juli an: »Würde mal sagen, Glück im Unglück. Das sind nur Prellungen, tun weh, gehn aber von alleine wieder weg. Hattest du Kopfschmerzen oder ist dir übel?«

Juli schüttelte den Kopf.

Die Ärztin wandte sich zu Hella: »Dann auch kein Verdacht auf Schleudertrauma oder Gehirnerschütterung. Wir können sie hierbehalten, aber ich glaube nicht, dass das nötig ist. Die Wunde auf der Wange sollte alle vierundzwanzig Stunden desinfiziert und das Pflaster gewechselt werden, ich geb Ihnen ein paar mit. Falls ihr in den nächsten Tagen doch noch schlecht werden sollte oder sie sich übergeben muss, kommen Sie bitte unbedingt wieder. Ansonsten können Sie Ihre Enkelin gerne wieder mitnehmen, das Wichtigste ist Bettruhe und ein gewohntes Umfeld. Und bitte reichen Sie die Krankenkassenkarte in der nächsten Woche nach.«

Die Ärztin lächelte verbindlich, nickte, mehr zu sich selbst, und verließ dann das Behandlungszimmer, ohne Juli oder Hella die Hand zu geben.

Juli saß auf ihrer Liege, der Bleischutz noch immer über ihrem Oberkörper. Hella saß auf dem Plastikstuhl daneben, ebenso still, nur ihr linkes Bein zuckte nervös. Der Minutenzeiger der Wanduhr war auf halb vier stehen geblieben und bewegte sich keinen Millimeter. Ansonsten gab es wenig, auf das die beiden starren konnten. Die Behandlung war durch, und Hella hatte keine Ahnung, was das Protokoll für eine zivilcouragierte Bürgerin ab jetzt für sie vorsah. Sollte sie die Teenagerin nach Hause fahren? Musste sie das? Die Polizei rufen? Einfach gehen?

Juli war alles egal. Man kann sich als Teenager in einem Erste-Welt-Land darauf verlassen, dass alles irgendwie in Ordnung kommt, selbst wenn einem alles sehr plakativ am Arsch vorbeigeht. Dafür sorgt irgendwer, die Schule, Eltern, Sozialarbeiter, das Jugendamt, manchmal eben auch seltsame alte Frauen. Irgendwer ist immer irgendwie verantwortlich, und bis man achtzehn ist, hat man den Vorteil, das nicht selbst sein zu müssen. Diese komische Frau mit den grau-lila Haaren, das ahnte Juli, schien allerdings nicht besonders erpicht darauf, die Situation irgendwie zu lösen. Sie stellte keine Fragen, beschloss nichts, befahl Juli nichts. Überhaupt benahm sie sich nicht so, wie Juli es von einer Oma erwartet hätte. Stattdessen schwieg die alte Frau neben ihr fast noch lauter, als Juli je geschwiegen hatte. Und während sie schwieg, klappte sie nervös ihr altes Siemens-Handy auf und zu.

Hella hatte derweil ganz andere Sorgen. Sie musste schlafen, um danach wacher weiterfahren zu können, und der kleine Exkurs hatte schon mehr als genug Zeit in Anspruch genommen. Die Strecke war weit und anstrengend, nicht nur für ihren altersschwachen Passat, auch für sie. Und sie brauchte in Ermangelung anderer Aufputschmittel dringend ein paar Stunden Schlaf, der weit entfernt schien. Sonst würde es sich noch schwieriger bis unmöglich gestalten, wenn sie jetzt weiter Sozialarbeiterin spielte.

»Na, ich geh dann mal«, sagte Hella etwas zu laut und mehr zu sich. Ihr Unfallopfer war versorgt, es war spät, und es gab keinen Grund, sich jetzt noch für dieses Mädchen mit dem sturen Blick verantwortlich zu fühlen. Sie stand auf und griff nach ihrer Tasche, etwas langsamer, als sie es wohl sonst gemacht hätte. Juli blickte geradeaus und blutete trotzig das Pflaster auf ihrem Schienbein durch.

»Ist ja schon spät. Und du kommst doch jetzt allein klar«, sagte Hella und schaute auf die sinnlose Wanduhr vor sich.

Sie wartete. Nicht unbedingt auf eine Absolution dieses seltsamen Teenagers, zumindest aber doch auf ein störrisches Nicken, ein »'kay« oder sonst einen Laut, den normale Pubertierende so von sich geben. Irgendwas, was ihr das Verlassen dieses Behandlungszimmers erleichtert hätte.

»Ja dann«, bemerkte Hella, und Juli nickte, starrte dabei hinab auf ihre Schuhe.

»Du rufst mal besser deine Eltern an, damit die dich hier abholen.« Hella drehte sich in der Tür unschlüssig um. »Die Nummer von deinen Eltern weißt du doch sicher auswendig, oder?«

Juli überlegte, was sie antworten sollte. Die Antwort war einfach, ja, klar wusste sie die Handynummer ihres Vaters auswendig. Sie hatte allerdings nicht die geringste Lust, ihm jetzt unnötig Sorgen zu machen. Sie war schließlich auf die Brücke geklettert, um zu sterben, nicht um einen Hilfeschrei an ihre Umwelt abzusetzen. Hier im Krankenhaus konnte sie allerdings auch nicht bleiben, und vielleicht war es Kliniken sogar verboten, Fünfzehnjährige alleine in die Nacht zu entlassen. Dann also Plan B: Improvisation.

Juli hob den Kopf: »Können Sie mich noch ein Stück mitnehmen?«

Hella fuhr herum und blickte den Teenager mit großen Augen an. Sie zögerte. Da waren zu viele Gedanken und Fragen, die durch ihren Kopf schossen.

»Ja klar«, hörte Hella sich schließlich sagen und fragte: »Wo musst du denn hin?«

Tja, wo musste sie hin? Ursprünglich war der Plan gewesen, nie wieder irgendwo hinzumüssen. Aber das konnte sie schlecht erklären. Um sich wenigstens ein bisschen mehr Zeit zu erkaufen, um klar zu werden, was sie jetzt tun sollte, antwortete Juli: »Kurz hinter dem Autobahnkreuz ist ein Rastplatz, da kann mein Vater mich abholen. Ich schreib ihm ne SMS.«

Hella nickte, als würden Julis Worte irgendeinen Sinn ergeben. »Wie weit ist das denn weg?«

»Nicht weit, vielleicht fünfzehn Kilometer die Autobahn runter. Sie fahren doch eh in die Richtung, oder? Und ich mag keine Krankenhäuser«, fügte Juli noch hinzu.

Obwohl Hella müde war und deutlich lieber so schnell wie möglich ein Motel gefunden hätte, nickte sie.

»Wer mag schon Krankenhäuser«, antwortete sie und lächelte Juli an. Diese schlüpfte aus der Bleiweste und kletterte von der Liege. Leicht humpelnd durchquerte sie den Raum und wartete im Flur auf Hella, als sei nun doch wirklich alles geklärt. Und Hella wunderte sich über sich selbst, als sie Juli wie selbstverständlich den Flur entlang und in den Aufzug folgte. Juli drückte die Erdgeschoss-Taste. Ab jetzt konnte es nur noch bergab gehen.

SCHATTENSPRINTER

Keine von beiden sprach ein Wort. Nicht, als sie nebeneinander über den schlecht beleuchteten Parkplatz des Krankenhauses gingen, nicht, als der Passat das Krankenhaus hinter sich ließ, und auch nicht, als der Wagen wieder auf die Autobahn auffuhr. Juli starrte konsequent aus dem Beifahrerfenster, beobachtete die Leitpfosten, die in verlässlicher Regelmäßigkeit an ihr vorbeizogen. Ein unsichtbarer Hürdenläufer rannte neben dem Auto her und sprang, wenn sie nur aufmerksam genug war, über jedes Hindernis. Der Schattensprinter war immer noch der gleiche, den sie von früher kannte. Als sie damals, kaum vier, nicht schlafen konnte, hatte ihr Vater sie irgendwann aus lauter Verzweiflung in den Kindersitz gepackt. Ziellos war er mit ihr herumgefahren, bis der Schattensprinter sich schließlich nicht mehr unter jeder Autobahnbrücke duckte, sondern sich neben Juli kuschelte. Dann konnte auch sie loslassen.

Juli erwog kurz, irgendwas zu sagen, aber Worte und Sprache und Bedeutung kamen ihr so kompliziert wie unsinnig vor. Endlich verschwamm der Schattensprinter hinter den Regentropfen, die jetzt heftiger auf das Beifahrerfenster schlugen und im Wettrennen gegeneinander von der Scheibe flossen. Juli lehnte sich gegen die kühle Seitenscheibe und schloss die Augen.

Erst war Hella froh gewesen, dass das Mädchen neben ihr eingeschlafen war. Sie fühlte keinerlei Bedürfnis, das Vorgefallene mit dem Teenager aufzuarbeiten. Wenn sie darüber nachdachte, wollte sie überhaupt nicht wissen, warum genau ein Teenager von einer viel zu niedrigen Brücke auf eine schwach frequentierte Autobahn fallen oder, was sie sich gar nicht ausmalen wollte, gar springen würde. Die Antwort würde nur bedeuten, dass sie sich kümmern müsste, dass sie involviert wäre in ein anderes Leben.

Dabei hatte Hella sich ein Leben lang erfolgreich gegen Kinder entschieden. Eine Entscheidung, die ihren Preis gefordert hatte: zwei Abtreibungen, unzählige unangenehme Besuche bei Frauenärzten, die ihr nur sehr widerwillig und nicht ohne Moralpredigt ein Rezept für die Pille danach ausgestellt hatten. Aber eines hatte die junge Hella bereits vermutet, was die aktuelle Hella mittlerweile sicher wusste: Kinder waren nichts für sie. Sie war nie gut darin gewesen, auch nur die kleinste Verantwortung für andere zu übernehmen. Sie scheiterte ja bereits daran, sich selbst halbwegs artgerecht zu halten. Sie hatte nie große Freude dabei empfunden, kotzenden Soundtechnikern die Haare aus der Kloschüssel zu halten. Auch die Vorstellung, dass etwas an ihren Nippeln herumkaute, empfand sie schlichtweg als ekelerregend. Sich freiwillig ein Lebewesen anzuschaffen, das die ersten paar Jahre seines Lebens im Zustand eines besoffenen, anhänglichen Groupies festhing, war ihr immer schon völlig abwegig vorgekommen.

Nur ab und an, wenn ihre Schwester ihr Fotos von ihrem Neffen schickte, hatte sie einen leisen Stich gespürt. Aber das war nichts, was sich nicht, zumindest kurzfristig, mit einem Gläschen »Rotkäppchen« kurieren ließ, und deutlich besser als der Dauerzustand an Erschöpfung, den Kinder mit sich brachten.

Und so, während Hella mit dem Passat durch ein Meer an unscharfen Rücklichtern segelte, schob sie alle Gedanken zurück in eine der zahlreichen unaufgeräumten Ecken ihres Gehirns, dort, wo auch ungemachte Steuererklärungen und nie geklärte Konflikte verwahrt wurden. Sie konzentrierte sich allein auf das, was direkt vor ihr lag: die Fahrbahn, die Tankanzeige, die roten Rücklichter der anderen Fahrzeuge in der Dunkelheit.

Plötzlich verunsicherte sie das schlafende Mädchen neben ihr. Sie wusste nicht genau, wie lange sie schon unterwegs waren, eine halbe Stunde, eine ganze? In all der Zeit hatte ihre Beifahrerin keinen Versuch unternommen, ihre Eltern zu verständigen, damit diese ihre pubertäre Tochter von einem Autobahnrastplatz abholen konnten. Hatte sie gelogen? Und es gab sehr wenig, vielleicht gar keinen rationalen Grund dafür, mit einer fremden Jugendlichen auf dem Beifahrersitz weiter durch eine regnerische Nacht zu fahren.

»Hey«, sagte sie unschlüssig, erst leise, dann – nach einem kurzen Seitenblick auf das friedliche, im Schlaf viel kindlicher wirkende Gesicht ihres Fahrgastes – noch mal etwas leiser als zuvor. Sachte rüttelte sie an Julis Schulter.

Diese hob den Kopf. Schlaftrunken folgten ihre Augen dem Finger, den Hella auf das blaue Schild am Fahrbahnrand richtete. Fünf Kilometer.

»Wir sind gleich da.«

Juli nickte nur stumm und Hella setzte den Blinker, lang bevor sie die Ausfahrt tatsächlich vor sich sah. Der kleine grüne Pfeil leuchtete kurz erschrocken auf, erinnerte sich dann schnell wieder daran, dass er defekt war, und verlosch sofort wieder. Davon unbeeindruckt fuhr Hella auf den Verzögerungsstreifen.

Als Hella auf dem Parkplatz hinter der Tankstelle anhielt, zuckte ihre Beifahrerin kurz auf, bevor sie ihr Gesicht wieder an die Fensterscheibe drückte, um weiterzuschlafen.

»Sind deine Eltern schon da?«, fragte Hella etwas zu laut.

Müde öffnete Juli die Augen und knurrte: »Mein Vater hat geschrieben, er ruft an, wenn er hier ist.«

Mit diesen Worten drehte sie sich wieder zum Fenster, schloss die Augen und überlegte, wie sie aus dieser verfahrenen Situation wieder herauskam.

Hella wusste nicht, was nun. Ein ihr längst bekanntes Gefühl. So vertraut wie unoriginell. Nicht wissen, was als Nächstes kommt, Quintessenz des Menschseins. Weil die eigene Spezies während der Evolution einen Moment lang nicht aufgepasst hatte, hatte sie sich versehentlich nicht zu einem hochbegabten Affen entwickelt, sondern zu einem verunsicherten Menschen: ein ziemlich kahles Säugetier, das im Gegensatz zu seinen Vorfahren echt schlecht klettern konnte, aber dafür sehr gut darin war, sich vor allem Möglichen zu fürchten. Sogar vor Dingen, die noch gar nicht da waren und wahrscheinlich nie passieren würden. Das Bewusstsein, das bescheuertste Talent, das die Natur hervorgebracht hatte. Und trotzdem konnte einen das Unvorhersehbare überraschen.

Hella war immer schlecht darin gewesen, irgendetwas zu planen. Das hatte sie dankbar anderen überlassen, erst ihren Eltern, später ihrer Agentin. Alle um sie herum schienen deutlich besser in der Lage zu sein, ihre Tage zu strukturieren, sie konnte und wollte es einfach nicht. Je älter sie aber geworden war, je seltener die Agentin anrief, umso mehr lebte Hella einfach in den Tag hinein. Ihr ehemals dickes finanzielles Polster schmolz langsam dahin, Hella hatte lang keine Kontoauszüge mehr angeschaut, aber noch lehnten Kartenlesegeräte an der Supermarktkasse ihre Kreditkarte nicht ab.

Und so hoffte sie vorsichtshalber auf wenig und rechnete stets mit dem Schlimmsten. Aber bisher war wenig wirklich Schlimmes passiert und etwas überraschend Gutes schon gar nicht.

Was soll's, dachte Hella. Wenn sie schon hier gestrandet waren, konnte sie sich genauso gut in ihr gemeinsames

Schicksal ergeben und eine kurze Weile schlafen. Der Traum von einem Hotelzimmer war ausgeträumt. Und wenn sie aufwachte, waren die letzten Stunden im besten Fall nur ein böser Traum. Wenn nicht, könnte sie das halbe Kind auch später noch an der Raststätte zurücklassen, damit seine Eltern es dort auflesen konnten.

Hella sehnte sich danach, in einem einigermaßen bequemen Bett in einen festen, erholsamen Tiefschlaf zu versinken, in dem sich Nebensächlichkeiten wie Zeit oder Realität oder suizidale Beifahrerinnen in Nichts auflösten. Träumen hatte ihr schon immer gelegen, sie war Leistungssportlerin in der Disziplin Verschlafen. Nur auf der Bühne war sie laut gewesen, hatte Energie gehabt, sich wirklich lebendig gefühlt. Aber auch das hatte sich spätestens seit dem Auftritt für den Biosaftladen geändert.

Hella hatte keine Ahnung, wie lange sie geschlafen hatte, als sie von einem wütenden Klopfen geweckt wurde. Es musste sich bestimmt um ihren Nachbarn handeln, Herrn Eder. Der launige Rentner mit übergewichtigem Rottweiler und Mundgeruch hämmerte alle paar Tage an ihre Wohnungstür, um zu überprüfen, ob sie noch lebte. Wie er jedes Mal betonte, hatte er so gar keine Lust auf ekelhaften Leichengeruch aus der Nachbarwohnung, und Vorsicht sei die Mutter der Porzellankiste. Wahrscheinlich hatte er auch andere Gründe, die sich ihr aber nicht erschlossen und die sie auch besser nicht in Erfahrung bringen wollte. Durch den Spalt der von der Kette gesicherten Wohnungstür bellte sie – je nach Stimmungslage – in herablassend sarkastischer oder wütend ausfallender Tonlage zurück:

»SORRY. Ich bin noch nicht tot, aber vielen Dank für die Nachfrage.«

Doch das war nicht das Kanapee in ihrem Wohnzimmer, auf dem sie hier lag, und der Mann hinter der Autoscheibe war auch nicht Herr Eder, sondern trug einen beeindruckenden Schnauzer. Fahrig kurbelte sie das Fenster herunter.

Der Mann mit der haarigen Gesichtstracht stellte sich als Beamter der Autobahnpolizei vor. Wie früher schoss Hella dabei sofort die Angst in die Knochen, ohne genau zu wissen, warum eigentlich. Bis auf den defekten Blinker hatte sie sich doch bisher ganz gut geschlagen. Und na ja, nur wenn man kleinlich war, belangte man sie eventuell wegen Kindesentführung.

Um beides ging es dem Polizisten aber glücklicherweise nicht, er wies sie lediglich darauf hin, dass ihr Passat auf einem Lastwagenparkplatz abgestellt sei und sie ihm doch bitte umsetzen solle. Hella nickte nur, murmelte noch halb im Schlaf ein gewohntes »Mach ich sofort«, dann setzte sie den Wagen zurück und suchte einen Parkplatz.

In der nächsten Haltebucht stellte sie den Passat ab. Hella hatte Kopfschmerzen, sie schloss kurz wieder die Augen, bevor sich die Stunden vor dem Schlaf sehr plötzlich in ihr Bewusstsein drängten. Die Brücke. Der Aufschlag, das Kind, Krankenhaus. Richtig, das Kind! Hella drehte den Kopf zum Beifahrersitz. Er war leer. Sie versuchte sich an den Namen zu erinnern, Augustine? Nein,

Juli war es. Wo war das Blag? Ein Blick auf die Rückbank, dann über den regennassen Parkplatz. Keine Spur von ihr. Hatten ihre Eltern sie abgeholt? Wenn ja, dann hatte der Teenager es nicht für nötig empfunden, sie von seinem Abschied in Kenntnis zu setzen oder auch nur Danke zu sagen. Kurz nagte an Hella der Zweifel an ihrer eigenen Zurechnungsfähigkeit: Hatte sie sich die letzten Stunden nur eingebildet? Hella suchte im Fußbereich des Rücksitzes nach der Flasche Jägermeister, die sie gestern Mittag angebrochen hatte. Sie hielt die Flasche gegen das trübe Licht der Parkplatzbeleuchtung und kontrollierte den kleinen Filzstiftstrich auf dem Etikett. Nein, sie hatte die Menge an Alkohol nicht überschritten, die sie sich jeden Tag gönnte und pedantisch abmaß, um wenigstens einem ihrer Laster nicht die Kontrolle über ihr Leben zu überlassen. Sie war ja schließlich keine Alkoholikerin. Der Strich war genau auf der Höhe der Flüssigkeit. Das bedeutete entweder, dass sie langsam auch ohne den sonst so gewohnten Alkoholgenuss dement und altersverrückt geworden war. Oder noch viel schlimmer schwante ihr, dass die letzte Nacht genauso geschehen war, wie sie es befürchtete. Dafür sprach auch Julis Turnbeutel, den Hella nun entdeckte. Er kauerte zusammengeknüllt wie ein schlafendes Katzenjunges auf der Fußmatte des Beifahrersitzes.

Als sie ausstieg und sich in der Dunkelheit orientierte, fiel ihr ein Wort ein, das ganz sicher noch nie den Weg in ihren aktiven Wortschatz gefunden hatte: schutzbefohlen. Sie hatte eine Schutzbefohlene verloren. Was auch immer das bedeutete: Es fühlte sich nicht gut an.

SANIFAIR

Juli schlug sich kaltes Wasser ins Gesicht.

»Das kostet siebzig Cent«, knurrte ihr der aggressiv wirkende Klomann entgegen, »oder bist du unter sechs Jahre alt?«

Er deutete auf die bunt bemalte Schranke für Kleinkinder, neben dem Drehkreuz, unter dem Juli in die WC-Anlage geschlüpft war.

Juli ignorierte ihn. Wenn sie die letzten Jahre eines gelehrt hatten, dann, wie man mittelalte Männer ignorierte. Wobei das unfair war. Nicht mittelalte Männer waren schuld daran, dass sie an dieser Autobahntoilette die Zeche für fließend Wasser prellte. Mittelalte Männer, Männer, Menschen, dachte Juli panisch, und ihr Gedankenstrom nahm gefährlich Fahrt auf, wurde schneller und wahlloser in allem, was er mitriss. Dieses Gefühl kannte Juli, und genauso gut kannte sie die Ohnmacht, die mit diesem Mechanismus Hand in Hand ging. Erst der konkrete Anlass, in diesem Falle ein schimpfender Sanifair-Mitarbeiter, dann folgte die Wut, dann die Überforderung, dann die Panik.

Ihr Hände fühlten sich heiß an. Zu heiß.

Sie sah in den Spiegel. Wasser rann von ihrer Stirn, die Tropfen trafen sich am Kinn, bevor sie sich auf den Weg in ihren Ausschnitt, in das Waschbecken machten.

Ein müdes Gesicht schaute sie da an. Eines, das wenig Ahnung hatte, wie es von diesem Sanifair-Klo aus weitergehen sollte. Sie konnte schlecht zurück in das müffelnde Auto der alten Frau. Was sollte sie sagen? Dass ihre Eltern hier in der Nähe wohnten? Sie hatte nicht die leiseste Idee, wo genau sie überhaupt war. Ihr Handy war zwar in ihrer Jackentasche, hatte aber vor langer Zeit schon batteriemüde den Geist aufgegeben. Und selbst wenn. Zu Hause war aktuell keine Option.

Sie erinnerte sich an all die Male, an denen sie ihren Plan vom Abhauen in die Realität umgesetzt hatte. Das erste Mal wollte sie kurz nach ihrem sechsten Geburtstag zu ihrer Mutter aufbrechen, die in der Wüste Gobi an wichtigen Forschungen zu afrikanischen Schnecken arbeitete, wie ihr ihr Vater immer wieder erzählt hatte. Wenn ihre Mutter schon so viel arbeiten musste, hatte Juli entschieden, dann würde sie halt zu ihrer Mutter reisen. Stundenlang hatte sie den alten Globus im Arbeitszimmer ihres Vaters studiert und war überzeugt: Wenn sie es erst mal bis nach Afrika geschafft hatte, würde sie bestimmt schnell die riesige Wüste finden, von der ihre Mutter auf der Postkarte berichtet hatte.

Vorsorglich hatte sie ihren Marienkäferrucksack mit Emil-Flasche und Butterkeksen bestückt. Bestens ausgerüstet und mit dem Stoffhund »Schnecke« in der schwitzigen Hand, schlüpfte sie abends unbemerkt aus der Tür. Schnell hatte sie festgestellt, dass die Straße viel dunkler war und viel größer und unheimlicher aussah als noch am Nachmittag. Tapfer drückte sie Schnecke an die Brust und zwang sich weiterzugehen. Bis zum Spielplatz hatte sie es geschafft, ihr war eiskalt, die feuchte Luft kroch bis unter die Haut. Sie beschloss, im Holzhäuschen mit der Rutsche kurz Rast zu machen, wo sie zitternd einschlief und im Morgengrauen vor Kälte erwachte. Noch schlimmer aber als die Kälte war die Wut auf sich selbst, die Wut auf die Mutter, die Wut auf die verdammte Wüste Gobi, die viel, viel zu weit weg war für eine Sechsjährige. Wieso konnte ihre Mutter nicht die Nacktschnecken auf dem Spielplatz hier erforschen? Sand wie in der Wüste gab es schließlich auch hier genug. Sie schluckte tapfer die Tränen hinunter, rannte nach Hause, glitt leise durch die Terrassentür ins Haus und zurück in ihr Bett. Ihr kurzer Fluchtausflug blieb unbemerkt, dafür war sie danach drei Tage krank und musste nicht in die Vorschule.

Das nächste Mal, zehn oder elf war sie gewesen, war sie besser vorbereitet. Sie hatte den Weg zum nächsten Bahnhof gegoogelt und im Büro ihres Vaters ausgedruckt, die Zugverbindungen rausgesucht und sogar ein konkretes Ziel: Lyon. Der einzige Ort, von dem sie wusste, dass ihre Mutter sich dort einmal aufgehalten hatte, und dessen fremder Klang zumindest etwas anderes versprach als das Leben, das sie bisher geführt hatte. Bis zum Bahnhof hatte sie es geschafft und sich dann nicht getraut, in den Zug einzusteigen. Wie versteinert hatte sie zugesehen, wie die Bahn einfuhr, zum Stehen kam, wie sich die Türen öffneten, wieder schlossen, und der Zug sich langsam in Bewegung setzte.

Dieses Mal war es anders gewesen. Zum einen hatte sie keinen Marienkäferrucksack auf ihrem Rücken und die Türen des Zuges hatten sich nicht vor ihr geschlossen. Nein, sie war tatsächlich gesprungen! Sie hatte den Mut gefunden, buchstäblich losgelassen! Die Sehnsucht, alles hinter sich zu lassen, Juli hatte sie schon seit Langem gespürt, aber jedes Mal hatte sie etwas abgehalten, ihre dunklen Pläne tatsächlich in die Tat umzusetzen. Etwas, das so anhänglich war, dass es anscheinend keinen Ort auf der Welt gab, wo sie frei davon sein konnte. Begleiterscheinungen, schoss es Juli durch den Kopf, unumgängliche, verdammte Begleiterscheinungen.

Nicht mal hier auf dem Klo hatte sie ihre Ruhe davon. Nicht mal hier war sie wirklich alleine. Der Putzmann rief ihr irgendwas zu. Juli hörte nicht zu und flüchtete in eine der Toilettenkabinen, wo ein Werbeplakat mit einer glücklichen Familie an der Tür sie passiv-aggressiv dazu ermahnte, bloß nicht zu vergessen, den Wertbon gegen einen Kinderriegel einzutauschen. Sie setzte sich auf den Klodeckel und beschloss, genauso zu verharren, bis ihr einfallen würde, wie sie von hier aus weitermachen sollte.

Das Wort »Schutzbefohlene« hämmerte immer noch in Hellas Kleinhirn herum wie eine CD, die sich aufgehängt hat, als sie den Shop der Raststätte betrat. Sie lief vorbei an USB-Aufladekabeln, Erotikheften und einem gigantischen Kaffee-Vollautomatensystem bis zu dem Tresen, wo eine fettleibige Frau mit raspelkurzen Haaren Feuerzeuge sortierte. Ob sie ein Kind gesehen habe, oder eher einen Teenager, mit Kapuzenpullover und einem Pflaster auf der Wange. Die Angestellte blickte kurz von ihrer Arbeit auf und deutete nur mit einem Kopfnicken in Richtung der Toiletten. Hella murmelte ein Danke und folgte den Schildern zu den Waschräumen.

Neben dem Drehkreuz vor dem WC stand der Reinigungsmann und starrte sie an. Sein Gesicht erinnerte Hella an einen altersschwachen Bernhardiner. Entnervt kramte sie in ihrer Hosentasche nach Kleingeld, fand schließlich einige Münzen und ließ sie in den Automaten fallen, der ihr widerwillig Eingang in die grün beleuchteten Räume gewährte. Der Vorraum sah leer aus. Hella ignorierte routiniert die Spiegel an der Wand und lief weiter in den Raum mit den Kabinen.

»Hallo?«, rief sie.

Keine Antwort.

Sie beugte sich herunter, irgendein Wirbel protestierte knackend, und blickte durch die Schlitze in die Kabinen. Im Augenwinkel sah sie, wie sich ein dreckiger Turnschuh rasch vom Boden hob.

Einige Sekunden verharrte sie, ohne etwas zu sagen. In der Kabine zwei Meter links von ihr saß das Mädchen, ohne etwas zu sagen. Da war sie sich sicher. Und, noch sicherer, versteckte es sich aus irgendeinem Grund vor ihr.

Juli wagte derweil kaum zu atmen. Gar nicht so einfach, völlig lautlos zu existieren. Sie hielt ihre Beine fest umschlungen und wartete sehnsüchtig auf das Geräusch von sich entfernenden Alte-Frauen-Schuhen, das sich partout nicht einstellen wollte. Stattdessen blieb es still. Was, wenn die Fremde nicht aufgeben würde und einen der Tankstellenmitarbeiter informierte? Vielleicht sogar die Polizei? Juli wartete. Irgendwann würde die komische Frau sich schon verpissen, dachte sie schließlich. Und selbst wenn jemand die Polizei informieren würde, keiner kannte ihren Namen, keiner wusste, zu wem sie gehörte. Aktuell nicht mal sie selbst.

Hella traute ihren Sinnen im Alter immer weniger. War da gerade wirklich ein Turnschuh gewesen oder hatte sie sich das eingebildet? Hinter sich hörte sie Schritte, doch als sie sich umdrehte, sah sie nur den Bernhardiner. Mit einem Mopp in der Hand trottete er um die Ecke in Richtung Waschbecken. Er sah sich langsam um, als suche er nach etwas, dann landete sein Blick auf Hella und fixierte sie misstrauisch. Was diese im Prinzip nachvollziehen konnte: Eine alte Frau, die in einem leeren Waschraum nach jemand Unsichtbarem rief, war sicher unterhaltsamer, als das blasse Grün der Wände anzustarren oder Seifenspender aufzufüllen.

Also verdrückte sich Hella in die rechte Ecke des Raumes, wo sie dem direkten Blick des Bernhardiners nicht mehr ausgesetzt war, und dachte nach. Hatte sie nicht alles getan, was man hätte tun müssen? Den Teenager ins Krankenhaus gebracht und dann sogar eine Fahrt nach Hause angeboten? *Schutzbefohlen*, wieder meldete sich dieser hässlich juristische Fachbegriff irgendwo in ihrem Hinterkopf zu Wort. Hella war müde, das Licht war zu hell. Sie konnte nicht mehr.

»Wollense hier übernachten oder was?« Plötzlich tauchte der wütend dreinschauende Typ hinter ihr auf und fuchtelte mit dem Wischmopp vor sich her: »Dann können Se sich das Nachtlager vielleicht mit dem Balg teilen.«

Er klopfte gegen die erste Kabinentür, dann gegen die zweite, schlug danach mit dem Stiel des Mopps heftig gegen die dritte.

»Raus jetzt hier«, brüllte er plötzlich, und Hella zuckte zusammen, »wer nich zahlt, hat hier auch nich zu kacken!«

Hellas Verwirrung wich einer allmählichen Wut. Ob das Mädchen nun hinter der Tür war oder nicht, die stumpfe Aggressivität des Mannes erzürnte sie. Ein Typ, der weder sie noch ihre Beifahrerin kannte und der sich durch lächerliche siebzig Cent und ein falsch verstandenens Berufsethos dazu befugt fühlte, wie bescheuert mit seinem Wischmopp die Klotüren zu malträtieren. Wie völlig sinnentleert war diese Verweigerung, mal fünf gerade sein zu lassen, wie komplett unnötig diese blinde Machtdemonstration in seinem kleinen grün gekachelten Herrschaftsgebiet. Schließlich wandte er sich zu Hella um, blickte sie Bestätigung suchend an.

»Das ist das Schlimmste«, sagte er schließlich in ihre

Richtung. »Diese Leute, die denken, sie kriegen hier ne Extrabehandlung und können einfach unter den Drehkreuzen durchklettern, kennen Sie das?«

Er schaute Hella nun nicht mehr wütend, sondern mit einem Mal sehr erschöpft an.

»Das ist meine Enkelin, von der Sie da reden«, hörte sie sich schließlich sagen und war selbst am meisten überrascht davon. Bevor sie sich genug über diesen Satz gewundert hatte, fügte sie noch hinzu: »Und ihre siebzig Cent bezahle ich meinetwegen. Da!«

Sie kramte einige Münzen aus ihrer Hosentasche und hielt sie ihm mit ausgestreckter Hand vors Gesicht. Als dieser nicht gleich reagierte, schob sie noch hinterher: »Ich würde Ihnen die siebzig Cent ja persönlich in den Arsch schieben, aber dann würde ich keinen dieser beschissenen Wertbons bekommen, richtig?«

Das Letzte, womit Juli gerechnet hatte, war, dass ihr eigenes Lachen sie verraten würde. Sie hatte schließlich seit Monaten keinen Grund zum Lachen gehabt, fast fremd kam ihr das Geräusch vor. Aber die Vorstellung, wie die alte Frau mit den schlecht gefärbten Haaren dem glotzenden Klomann Zehn-Cent-Münzen in den After schob, ließ sie hell auflachen. Erschrocken hielt sie sich die Hand vor den Mund, als könne das ihr Lachen rückgängig machen.

»Weiber«, knurrte der Klomann und entfernte sich widerwillig. Eine Weile war es still in diesem Waschraum irgendwo an einer beliebigen deutschen Bundesautobahn.

Sekunden, Minuten, in denen beide, Juli und Hella, eine zusammengekauert in der Kabine, eine erschöpft davorstehend, sich darüber im Klaren waren, dass sie zu zweit waren. Und in denen beide nicht wussten, was als Nächstes passieren würde oder sollte. Die Zukunft lag wie eine lustlose leere Seite vor ihnen.

»Der Kerl ist weg«, sagte Hella irgendwann in die Stille hinein, ohne wirklich eine Antwort zu erwarten.

Julis dünnes »Okay« schwebte eine Zeit lang im Raum, unschlüssig, als würde es nicht wirklich wissen, wohin mit sich.

»Du wohnst gar nicht in der Nähe, oder?«, fragte Hella nach einiger Zeit.

»Nee.« Die Antwort kam schnell.

»Und deinen Eltern hast du auch nicht Bescheid gesagt, oder?« Hella wartete auf eine Antwort.

Einige Sekunden verstrichen.

»Nee«, antwortete die Stimme dann und dann einige Zeit später: »Sorry.«

»Ist okay«, hörte Hella sich antworten, obwohl doch so absolut gar nichts daran »okay« war.

»Alles in Ordnung bei dir da drin?«, fragte sie in Richtung der Kabine schließlich. »Brauchst du was?«

Klar brauchte Juli was. Zum Beispiel eine Ahnung, wie es von dieser Klokabine aus weitergehen sollte. Sie konnte sich hier einsperren, bis die Frau vor ihrer Kabinentür an Altersschwäche starb, oder ihr irgendwas, egal was, erzählen, was sie davon abhalten würde, ihren Vater oder die Polizei zu verständigen. »Mir geht's gut«, sagte Juli schließlich. »Tut mir leid, dass ich Ihnen Umstände bereitet habe.«

Der Schlitz unter der Kabinentür verdunkelte sich. Die alte Dame musste sich davor auf den Boden gesetzt haben.

»Wie alt bist du eigentlich?«, hörte Juli sie fragen.

Julis Antwort kam wie aus der Pistole geschossen: »Achtzehn, bald neunzehn, also noch achtzehn, aber im November dann neunzehn.«

Hella lachte kurz auf. Wenn irgendwas in diesem Kuddelmuddel sicher war, dann, dass dieses Mädchen keine sechzehn Jahre alt war.

»Aha, und wann hast du Geburtstag? Und was ist dein Sternzeichen?« Sobald Hella die Frage gestellt hatte, fühlte sie sich blöd, sie hatte die gleiche Masche benutzt wie Türsteher einer Dorfdisco. Natürlich war das Mädchen nicht volljährig, aber sie derart demütigend auflaufen zu lassen, würde sicher nicht dazu beitragen, dass sie ihr vertraute.

Wie zu erwarten, blieb es einige Zeit still.

»Tut mir leid«, sagte Hella schließlich, »ich beschäftige mich nur ein wenig mit Astrologie.«

Ein Satz, der so dermaßen verlogen und unglaubwürdig klang, dass Hella kurz schlecht davon wurde. Noch schlimmer wurde es dadurch, dass sie entschuldigend ergänzte: »Am wichtigsten ist eh der Aszendent.«

Was für ein völlig bescheuerter Satz. Aszendent, Horoskop, gab es etwas Verachtenswerteres als Leute, die Sternkonstellationen die Schuld gaben, wenn ihre vierte Ehe genauso beschissen war wie die drei davor? Hella beschloss zu schweigen, bis ihr etwas Besseres einfallen würde. Irgendetwas, was sie nicht wie eine debile Astro-Oma wirken ließ. Irgendwas, das dem offensichtlich verstörten Teenager in der Kabine vor ihr wenigstens einen kleinen Grund gab, ihr zu vertrauen. Eine Zeit lang sagte keiner etwas. Dann hörte Hella eine dünne Stimme aus der Kabine.

»Ich bin Waage. Und sechzehn. Also, bald.«

Hella lächelte in sich rein und ekelte sich prompt. Wann hatte sie das letzte Mal »in sich reingelächelt«? »In-sich-Reinlächeln« war ein Terminus wie »schiefes Grinsen« oder »meerblaue Augen« oder »Dankbarkeitstagebuch«, zu Recht obdachlose Worte, die ihre Heimat höchstens in mittelmäßigen Selbsthilfe-Ratgebern fanden. Und wenn sie jetzt, erschöpft auf dem Boden einer Autobahntoilette, grenzdebil und ohne einen triftigen Grund herumlächelte, gab es dafür nur eine logische Erklärung: Sie musste senil geworden sein. Bei guter Laune wurde Hella misstrauisch: Ein Morgen, an dem sie gut aus dem Bett kam? Daran musste was faul sein. Schließlich gab es keinen Grund mehr zur Vorfreude auf den Tag, der vor ihr lag. Schon lange nicht mehr. Vielmehr musste die gute Laune, die sich an manchen Morgen in den Vordergrund des Bewusstseins gedrängelt hatte, eine schlichte Fehleinstellung sein. Ein Defaultmode aus längst vergangenen Tagen, als aufstehen sich noch gelohnt hatte und jeder Morgen ein Sprungbrett in einen See voller Möglichkeiten gewesen war.

Ein Telefonklingeln bedeutete schon lange nicht mehr den aufgeregten Anruf ihrer Agentin oder eines obsessiven Fans, sondern dass ihr ein etwas zu gut gelaunter Call-Center-Mitarbeiter die Vorzüge einer absolut notwendigen Zusatzversicherungspolice erläutern wollte. Wenn es doch mal vorkam, dass jemand an ihrer Tür läutete, waren es schon lang nicht mehr die Paparazzi, sondern die Studentin ein Stockwerk unter ihr, die sie vorwarnte, dass es heute wegen eines Geburtstags etwas lauter werden würde. Also, in der Wohnung der Studentin, nicht etwa in Hellas Leben. Deren Leben wurde derweil immer leiser, ein Decrescendo, das sich schließlich als Fade-out entpuppte. Aber es weigerte sich, endlich mal komplett zu schweigen, und machte es sich stattdessen tinnitusgleich in Hellas Grundstimmung gemütlich. Und weil nichts nerviger ist als eine störende Geräuschkulisse, hatte sie sich schließlich entschieden, die Dinge nun endlich selbst in die Hand zu nehmen. Den Ton selbst abzudrehen. Auch wenn das das Ende einer Party bedeutete, die Hella, das ahnte sie seit Jahren, schon viel früher hätte verlassen sollen.

Doch eine Stimme tief in ihrem Inneren hielt sie nun beharrlich davon ab, die Flucht zu ergreifen und dieses suizidale Kind seinem Schicksal zu überlassen. Vielleicht war es dieses penetrant schlechte Gewissen, das sich neuerdings einen festen Platz in ihrem Bewusstsein erkämpft hatte.

»Ich hol mir jetzt einen Kaffee, dann fahr ich dich nach Hause. Willst du auch was?«, fragte Hella.

»Erst mal nicht«, antwortete die Stimme aus dem Klo nach einigen Sekunden. Mühsam rappelte sich Hella auf, und als sie in den Vorraum mit den Waschbecken trat, erschrak sie ein wenig über ihr eigenes faltiges Gesicht, das sie aus dem Spiegel anblickte. Das Alter war etwas, das in Hellas Wahrnehmung nur gelegentlich, etwa in zu hellen Karstadt-Umkleidekabinen, drohend am Horizont aufflackerte. Altern, das passierte anderen Menschen, aber doch nicht ihr. Die panischen Versuche von Frauen ihres Alters, die präventiv mithilfe von Botoxspritzen, Algenseren und schmerzhaften Schönheitsoperationen zweifelhafter Ärzte mit eiserner Disziplin gegen den Lauf der Zeit wettrüsteten, waren ihr fremd.

»Wir treffen uns gleich beim Auto?« Hella war sich selbst nicht sicher, ob das eine Frage, eine Aufforderung oder, nicht ganz auszuschließen, ein Selbstgespräch war. Kurz wartete sie auf eine Reaktion aus der Kabine, und als keine kam, machte das, zumindest in diesem Moment, auch kaum einen Unterschied.

FLUCHT NACH VORNE

Schauer von leichtem Nieselregen zogen über den Parkplatz. Juli hatte die Hände tief in den Taschen ihrer Jacke vergraben, doch die Feuchtigkeit drang durch den dünnen Stoff. Zu ihrer Linken, nur einige Hundert Meter und einen dünn bewachsenen Grasstreifen entfernt, donnerte trotz der späten Stunde der Verkehr vorbei. Menschen, die wussten, wohin sie unterwegs waren. Leute mit festem Ziel, die im Dunkel ihres Autos saßen und nach vorne schauten. Vielleicht ließen sie ihre Gedanken schweifen, vielleicht dachten einige von ihnen gerade daran, wie schön es doch wäre, Klavierstunden zu nehmen oder mit der Frau rumzuknutschen, deren Profil man auf der Betriebstoilette heimlich stalkte und die höchstwahrscheinlich keine Ahnung hatte, dass man selbst existierte. Aber noch wahrscheinlicher, höchstwahrscheinlich sogar, dachten die meisten das nicht, sondern hörten stattdessen die besten Hits von den Achtzigern bis heute. Und vielleicht gab es auch ein paar, die für einen kurzen Moment einen Baum sahen oder eine scharfe Kurve und eine Zehntelsekunde lang darüber nachdachten, was sie eigentlich verpassen würden, wenn sie einfach die Augen schließen, das Pedal durchdrücken und das Steuer loslassen würden. Der Alltag ist mit dem Tod nicht so entfernt verwandt, wie es einen der Alltag glauben ließ. Cousins ersten Grades, mindestens.

Zurückkehren hieß aufgeben. Der Gedanke überschwemmte Julis Körper. Vor ihrem inneren Auge konnte sie alles sehen, das Unverständnis im Gesicht ihres Vaters und all seine Fragen, auf die sie keine klaren Antworten würde geben können. Und damit all die Vorwürfe, die er sich machen würde, wieso hatte er das nicht kommen sehen? Auf keinen Fall wollte Juli, dass ihr Vater jemals denken könnte, er wäre ein schlechter Vater, nur weil er alleinerziehend war und seine Zeit zwischen der Druckerei und seiner Tochter aufteilen musste. Zu einer weiteren Therapie würde er sie wohl bewegen wollen, in der irgendeine Fremde sie genauso wenig verstehen würde wie Juli sich selbst. Nach einigen Sitzungen würde sie herausbekommen, dass Juli das Gesicht ihrer Mutter nur von einem Foto über dem Esstisch kannte. Ein Bild, auf dem ihre Mutter spöttisch lächelte und Juli zu verhöhnen schien.

Für Juli war sie nur ein Gesicht ohne jeglichen emotionalen Anknüpfungspunkt. Von einem Tag auf den nächsten hatte sie ihre Sachen gepackt und war ohne ein Wort verschwunden. Als Juli an der Hand ihres Vaters von der Kita nach Hause kam, war sie einfach nicht mehr dagewesen.

Juli hatte nie auch nur die leiseste Lust dazu verspürt, sich in einer Therapiesitzung mit jemandem zu beschäftigen, der sich völlig freiwillig und ohne zurückzublicken aus ihrem Leben verabschiedet hatte. Um es genau zu nehmen, kannte sie diese Person auch gar nicht, Erinnerungen an sie waren vage. Silvia hatte sich damals gegen sie und ihren Vater entschieden. Juli hatte es erst vor wenigen Jahren geschafft, so etwas Ähnliches wie Frieden mit dieser Tatsache zu schließen. Noch immer erreichte sie jedes Jahr eine Postkarte, aber ihre Magie hatten sie längst verloren, seit Juli herausgefunden hatte, aus wessen Feder sie tatsächlich stammten.

Und nun war sie kein Stück besser als ihre Mutter. Genau wie sie war sie abgehauen, den Problemen einfach davongerannt. Gallig rumpelte der Selbsthass in ihrem Magen, verunmöglichte in seiner Destruktivität jeden vernünftigen Gedanken und jeden Entschluss, einfach ein Telefon ausfindig zu machen, ihren Vater anzurufen und zurück nach Hause zu kommen.

Sie wusste, welche Gespenster sie mit ihrem Handeln bei ihrem Vater heraufbeschwören würde. Denn selbst wenn er sie von einem Rastplatz abholen würde: Ihr Vater kannte sie gut genug, um zu ahnen, was ihr eigentlicher Entschluss gewesen war. Sie war immerhin das Kind ihrer Mutter, einer Frau, die genau wie sie die Flucht ergriffen hatte, ohne Rücksicht auf Kollateralschäden. Und wenn Juli eines wollte, dann das: nicht in die Fußstapfen dieser Frau zu treten.

Juli blickte sich suchend um. Hella konnte sie nirgendwo ausmachen. Gut. Sie wüsste sowieso nicht, wie die ihr weiterhelfen könnte. Ein Mann rempelte sie an, entschuldigte sich und balancierte seine Bratwurst weiter in Richtung eines Lastwagens. Und genau in dem Moment fasste Juli einen Entschluss: Ihre Reise würde nicht hier und jetzt enden.

Sie folgte dem Trucker, so schnell sie mit dem schmerzenden Bein konnte.

»Entschuldigung. Entschuldigung?«

Zweimal hatte sie gerufen, doch der Berg von Mann hatte nicht reagiert und war bereits ins Innere seines LKWs zurückgekehrt. Gerade war er im Begriff, den Motor zu starten. Trotz der pochenden Schmerzen beeilte sich Juli, ihm hinterherzuklettern, klomm die Stufen auf der Beifahrerseite hinauf und öffnete die Beifahrertür. Ein wenig überrumpelt drehte der Fahrer den Kopf zu ihr, die Bockwurst schwebte unschlüssig vor seinem Mund, ohne dass er davon abbiss.

»Ich wollt nur fragen … können Sie mich ein Stück mitnehmen?«

»Wo willste denn hin?« Der Fahrer sah misstrauisch den Teenager mit dem großen Pflaster im Gesicht an.

Juli warf einen Blick auf die blauen Autobahnschilder direkt vor ihr. Links, versprach ein Schild, wäre ein verdammt toller Platz, falls man einen Parkplatz suche und mehr als sechsundzwanzig Tonnen wiege. Wenig hilfreich. Juli wog zwar gute fünfundsechzig Kilogramm, aber Parken war das Letzte, was sie gerade wollte. Das Schild, das weiß auf blau nach rechts deutete, schien vielversprechender. »Kassel« stand da. Und obwohl ihr die Stadt so gut wie gar nichts sagte, schien sie immerhin ein Stück entfernt zu sein, und vor allem: deutlich besser als ein Parkplatz.

»Kassel!«, sagte Juli also.

»Ich fahr nach Graz, und eigentlich«, er musterte Juli, »und eigentlich darf ich niemanden mitnehmen. Vorgabe der Spedition. Da komm ich in Teufels Küche sonst.«

»Ich mach keinen Ärger«, Juli schaute den Fernfahrer so treuherzig an, wie sie nur konnte. Ein liebes Gesicht schaute sie da an, hängende Backen, ein Haaransatz auf der Flucht nach oben, buschige Augenbrauen. Daneben viele Dosen, Energydrinks und eine Tasse im Getränkehalter, auf der »Bester Papa der Welt« stand.

Der Fahrer musterte argwöhnisch das Mädchen vor ihm in dem durchnässten Hoodie.

»Du bist aber nicht so eine, die von zu Hause abgehauen ist, oder?«

Juli schüttelte den Kopf.

In Kassel sei so ein Festival, auf dem sie mit Freunden verabredet sei, aber die habe sie heute nicht mehr erreicht, der Akku ihres Handys sei leer, erklärte Juli, ohne beim Lügen mit der Wimper zu zucken.

»Hm«, sagte der Fahrer und legte die glänzende Stirn erst sorgenvoll, dann mitleidig in Falten.

»Ich hab ja auch ne Tochter, bisschen älter, die geht auch immer auf so Festivals.«

Er klappte die Sonnenblende herunter und tippte mit

dem Zeigefinger auf ein etwas verblichenes 9x13 cm großes Foto. Juli konnte undeutlich die Silhouette einer dreiköpfigen Familie ausmachen.

»Das ist meine Kleine, auch immer auf Achse, und immer mach ich mir Sorgen, dabei bin ich so stolz auf sie. Aber der Job … ich bin so viel unterwegs, und immer hab ich Angst, dass ich was verpasse.«

Er stützte sein Kinn auf das Steuer und starrte einige Sekunden auf den Dreck auf der Windschutzscheibe, dann erhellte sich seine Miene kurz: »Aber telefonieren tun wir fast jeden Tag!« Mit einem Seitenblick auf Juli fügte er noch an: »Aber meiner Tochter hab ich immer schon verboten, bei Fremden ins Auto zu steigen.«

Juli sah ihre Chance: »Mein Papa und ich, wir telefonieren auch jeden Tag«, erklärte sie. »Wenn Sie mich nicht mitnehmen können, versteh ich total, dann frage ich wen anders. Im Restaurant drinnen war auch einer, der mir gesagt hat, er nimmt mich safe mit, wenn ich ihm dafür mein Höschen gebe.« Sie lächelte den LKW-Fahrer so lieb an, wie sie es konnte: »Na ja, besser als gar nix. Danke trotzdem.«

Mit diesen Worten schlug sie die Tür wieder zu und ging ein paar Meter in Richtung Parkplatz, nur darauf wartend, dass ihre Worte ihre Wirkung erfüllten. Und nach gut zehn Metern hörte sie, wie die Fahrertür des Lastwagens sich öffnete und der Fahrer ihr zurief: »He, warte doch mal!«

Juli drehte den Kopf. Der Kraftfahrer sah Juli kummervoll an: »Das hat der wirklich gesagt?«

Das Nicken fiel Juli nicht schwer, so wie Lügen ihr nie sonderlich schwergefallen waren. Lügen war leicht, Lügen wogen fast nichts.

»Ein paar der Kollegen, da weiß man echt nicht, was man dazu sagen soll«, er räusperte sich und sagte dann zu Juli: »Aber wir sind nicht alle schwarze Schafe. Na komm schon, Kindchen, ehe ich mir das noch anders überlege. Ich bin übrigens Vali. Steig ein.«

Mit dem Pappbecher in der Hand trat Hella zurück in den Regen. Hinter ihr lag eine kleine Odyssee, die mit einem Kampf an dem Touchscreen eines hochtechnisierten, aber keinesfalls intelligenten Kaffeevollautomaten namens »Jetztpresso« begonnen und nun in der panischen Flucht vor der Kassendame ihren Höhepunkt gefunden hatte.

»Dann brauch ich jetzt nur noch das Zettelchen?«, hatte diese gefragt, als Hella gerade bezahlen wollte.

»Bitte was?« Kein Wort hatte Hella verstanden. In Bezug auf Dialekte war sie nie besonders bewandert gewesen, und diesen verstand sie noch schlechter als das aggressive Touchdisplay des Jetztpresso-Automaten.

»Den Klozettel«, wiederholte die Dame nun übertrieben deutlich und doppelt so laut wie zuvor. Hella kam trotzdem nicht darauf, was sie von ihr wollte.

»Na, Sie waren doch grade«, sie deutete auf die Toiletten. Hella folgte dem ausgestreckten Zeigefinger und begriff endlich. Ein wenig stolz lachte sie, als hätte sie ein jahrtausendealtes Rätsel gelöst: »Nein, leider nein, den hab ich nicht mehr«, antwortete sie und reichte den Fünf-Euro-Schein über den Tresen.

»Aber ohne den Zettel kann ich die fünfzig Cent nicht abziehen. Weil wegen dem Scanner. Dafür«, immer noch sprach sie überdeutlich, als sei Hella etwas dumm, »dafür brauche ich aber den Barcode. Und der Barcode ist auf dem Zettel. Und wenn Sie den Zettel nicht haben, geht das nicht. Verstehen Sie?«

Hella winkte ab mit den Worten, dass das wirklich nicht so wichtig sei und sie einfach nur ihren Kaffee bezahlen wolle. Doch die Kassiererin schien nicht so schnell einknicken zu wollen.

»Wissen Sie, das macht gar nix, da frage ich den Will, der hat noch so ein Zettelchen und Sie waren ja.«

»Was fürn Willi?«, fragte Hella.

»Na, der vom Klo.«

Hella erstarrte. Sie hatte wirklich wenig Lust auf eine weitere Begegnung mit dem knurrigen Bernhardiner, schon gar nicht wegen eines Fünfzig-Cent-Gutscheins für Tankstellen-Kaffee.

Doch die Kassiererin war von ihrem noblen Vorhaben nicht abzubringen und bat Hella, nur kurz Geduld zu haben. Kurz lächelte sie ihr verbindlich zu, dann drehte sie sich um und brüllte in beeindruckender Lautstärke in Richtung der Waschräume:

»Willi, schieb sofort den Zettel rüber, das sind nicht deine Wertbons!«

Hella wartete Willis Antwort nicht ab. Sie ließ den

Schein auf dem Tresen liegen und ergriff, wie schon so oft zuvor, die Flucht. Sie erinnerte sich an im Drogenrausch verwüstete Hotelzimmer, an ausufernde Wutausbrüche in Bars und Edelrestaurants und den Auftritt im Morgenfernsehen, bei dem sie sich vor einem Millionenpublikum auf eine weiße Couchgarnitur übergeben hatte. Und nun: eine Sanifair-Toilette. Das Leben gewann mit dem Alter wahrlich nicht an Glamour.

Vor dem Passat blieb Hella im leichten Regen stehen und starrte unschlüssig auf das Fahrzeug. Sie drehte den Kopf, ließ ihren Blick über den Parkplatz wandern, und als sie fast schon aufgeben wollte, bemerkte sie Juli, die in einen Lastwagen einstieg.

Hella sah rot. Was sie beobachtet hatte, reichte ihr völlig: Es war ein Klischee, das bei ihr sofort alle Alarmglocken schrillen ließ. Ein junges Mädchen stieg in einen LKW ein, da konnte alles passieren. Sie war in ihrem Leben oft genug per Anhalter gefahren, um zu wissen, dass das eine Mal aus hundert, in denen sich der gemütliche Familienvater als Grabscher herausstellte, reichte, um sich für immer wie ein Schatten über all die positiven Erfahrungen davor zu legen.

Sie fummelte nach dem Schlüssel in ihrer Jackentasche. Kurze Flüche, dann war die Tür auf. Hella ließ sich auf den Fahrersitz fallen. Ohne einen Gedanken an die Anschnallpflicht zu verlieren, startete sie den Motor, der sich unschlüssig knatternd zu Wort meldete, und legte den Rückwärtsgang ein.

»Schnall dich an, ja?«

Juli blickte in das Gesicht des Lastwagenfahrers und folgte stumm der Anweisung von Vali neben ihr, der mit einem Kugelschreiber etwas auf ein Stück Papier schrieb und es Juli reichte.

»Das ist mein Kennzeichen, schick das an deine Mutter. Nicht, dass die sich Sorgen macht …«

»Die ist nicht so eine, die sich viel Sorgen macht.« Zum ersten Mal an diesem Abend log Juli nicht.

»Also mir würd es helfen. Sag ich meiner Kurzen auch immer.«

Juli nickte, griff nach dem Handy und tat so, als käme sie der Aufforderung des Fahrers nach. Als wäre da eine Mutter, die nun irgendwo ein Lebenszeichen ihrer verloren gegangenen Tochter erhalten und erleichtert aufatmen würde. Sie kam sich albern dabei vor. Denn offensichtlich war da niemand, der ausatmen würde. Natürlich war die Einsamkeit immer ihr verlässlicher Begleiter, doch nun, als sie eine pantomimische SMS tippte, machte sie sich stechend bemerkbar.

Vali ließ derweil den Motor an, setzte das schwere Fahrzeug in Bewegung und steuerte nach links auf die Autobahnzufahrt, nur um im nächsten Moment hart zu bremsen.

»Was zu … ist der denn total bescheuert?«

Juli starrte hinab auf die Fahrbahn. Ein weißer Passat hatte sich rückwärts dem Lastwagen in den Weg geschoben und verunmöglichte so jegliche Weiterfahrt. Durch die Windschutzscheibe konnte sie Hella erkennen, die zu ihr hinaufblickte, hinter dem Steuer vor sich hin zu fluchen schien und mit den Armen herumfuchtelte.

Hella stellte den Motor ab. Von ekligen Fernfahrern in einer Notsituation und aus Verzweiflung heraus zu Sachen genötigt zu werden – das hatte selbst ein suizidaler Millennial nicht verdient. Also, wahrscheinlich nicht. Hella griff nach ihrem »Smoke Bloke«. Nervös sogen ihre Lungen »Piña colada Vanilla Bliss« ein, dann hustete sie. Gleichzeitig dröhnte das ohrenbetäubende dreitönige Warnhorn des Sattelschleppers.

Wenn schon recht haben, dann aber richtig, dachte sie. Sie riss die Fahrertür auf und versuchte so energisch wie nur möglich auszusteigen, doch der Gurt hatte sich in ihrer Brosche verhakt und vereitelte ihren Auftritt. Sie riss sich los, endlich war mal wieder etwas mit einer solchen Sicherheit scheißegal, dass Nebensächlichkeiten wie eine kaputte Brosche zu Ehrfurcht einflößenden Zeugen ihrer Heldentat wurden. Irgendein Gelenk protestierte, als sie, weniger schwungvoll als geplant, aus dem Auto stieg. Hella ignorierte die Schmerzen in der Hüfte und stellte sich, wie schon so oft zuvor in ihrem Leben, ins grelle Scheinwerferlicht.

Und oben im Fahrerhaus sah der Fahrer neben Juli fassungslos auf die ältere Dame vor seinem Lastwagen hinab. Aufgebaut hatte sich Hella dort wie eine autonome Umweltaktivistin, als wäre Valis Lastwagen ein Castor-Transport, den sie mit allen Mitteln an der Weiterfahrt hindern wollte. Vali sah verständnislos auf die Fahrbahn und schaute dann seine Beifahrerin skeptisch an.

»Kennst du die?«

Juli nickte vorsichtig, dabei war »kennen« nun vielleicht etwas übertrieben formuliert.

»Die hat mich mitgenommen. Bis hierhin.«

»Du solltest nicht bei jedem mitfahren.« Der LKW-Fahrer nickte in Hellas Richtung. »Es gibt ne Menge Verrückte da draußen.«

Juli nickte und sah in Hellas Richtung, die wild winkte und irgendwas rief, nicht laut genug, um es mit dem Dieselmotor des Lastwagens aufzunehmen. Als Vali das Fenster herunterfahren ließ, drang Hellas Stimme nun klarer herein, sodass ihre Worte ihren Weg bis ins Cockpit fanden.

»Steig da sofort aus! Du spinnst ja wohl!«

Vali blickte zu Juli, die sich zur Beifahrertür wendete.

»Das ist aber nicht deine Oma oder so was?« Misstrauisch sah Vali sie an. Juli musste fast lachen.

»Nee, nee, ganz sicher nicht meine Oma.«

Ihr belustigter Ausdruck schien den Lastwagenfahrer zu beruhigen. Juli nickte Vali so verständnisvoll, wie es die Situation gerade erlaubte, zu und sagte:

»Ich klär das.«

»Soll ich mitkommen?«

»Nee, bleib mal«, sagte Juli. »Bin gleich wieder da.«

Mit diesen Worten öffnete sie die Beifahrertür und rutschte hinaus auf den nassen Asphalt, rieb sich kurz das Knie und stolperte auf Hella zu.

Unscharf konnte Hella den kleinen Schatten erkennen, der da aus dem Fahrzeug gestiegen war und nun auf sie zutrat. Doch im blendenden Licht blieb Juli nur eine Kontur, so wie es jahrzehntelang all die blassen Gesichter in den unzähligen Publikumsräumen vor ihr gewesen waren. Keine echten Menschen, nur jubelnde Statisten, eine wabernde Masse, von der Hella oft nicht sicher war, ob sie tatsächlich existierten.

»Verdammte Scheiße, was hast du dir denn dabei gedacht?«

Hellas Stimme war aufgebracht und laut. In diesem Moment zahlten sich die jahrelangen Atem- und Stimmbandübungen aus:

»Einfach irgendwo einsteigen, sag mal, spinnst du? Was, wenn das ein Mädchenmörder ist? Oder ein Perverser?«

Juli wurde sauer. Was machte es für einen Unterschied, ob sie jetzt bei einem netten LKW-Fahrer einstieg oder bei einer offensichtlich verrückten Rentnerin?

»Was geht dich das alles an! Ist doch meine Entscheidung, du kennst mich ja nicht mal! Und jetzt spiel dich hier nicht auf, als wärst du das verfickte Jugendamt!«

Juli brüllte, viel lauter als geplant, kurz überschlug sich ihre Stimme. Sie atmete durch, Wut überall, kurz bebte ihr Körper, und dann wurde die Wut auf die Frau zu Hass. Was erlaubte die Alte sich? Der Hass ließ das heiße, verunsicherte Zittern ihrer Hände verschwinden. Julis Kopf entschied nicht mehr mit, ihr Körper übernahm die Regie, und kurz war sie dankbar dafür.

Hella konnte das aufgebrachte Gesicht des Teenagers nur erahnen und spürte die Resignation, die sich langsam in ihr ausbreitete. Sie hatte es doch nur gut gemeint, den für sie sonst so ungewohnten Versuch unternommen, eine verantwortungsvolle Erwachsene zu sein. Das war also der Dank, kalte Ablehnung.

»Du hast recht, das geht mich alles gar nichts an.«

Hella musste beinahe lachen, sie kam sich in ihrer übertriebenen Geste mit einem Mal nur noch lächerlich vor. Was tat sie hier?

Juli trat unterdessen zwei Schritte auf Hella zu. Das Abblendlicht des Lastwagens stärkte ihr den Rücken. Ihr Schatten war ihr in Sachen Selbstbewusstsein mindestens zweieinhalb Meter voraus, und sie tat es ihm, so gut sie eben konnte, nach:

»Dann verpiss dich doch einfach.«

Mit diesen Worten drehte sich Juli um und steuerte die Beifahrertür des Lastwagens an in der Hoffnung, dass alles gesagt wäre.

»Ein Danke wäre trotzdem nett gewesen.«

Juli blieb stehen, drehte den Kopf noch einmal um zu Hella, die immer noch im grellen Licht der Scheinwerfer stand und ihr nachrief:

»Oder glaubst du, ich hab nichts Besseres zu tun, als irgendwelche fünfzehnjährigen Teenager von der Autobahn zu zerren und sie dann ins Krankenhaus zu kutschieren …«

»Ja, okay, du bist ein guter Mensch. Mega gut. Zehn Punkte aufs Karmakonto. Danke und tschüss!«

»Bitte schön«, antwortete ihr Hella, leiser als zuvor, mehr zu sich selbst, ohne wirklich zu begreifen, warum sie dieses schlechte Bauerntheater hier ablieferte. Doch als Juli sich erneut abwenden wollte, schoss ihr noch dieser eine Gedanke durch den Kopf.

»Warte, ich hab da noch was von dir.«

Juli zögerte und sah Hella zu, die zur Beifahrerseite ihres Passat eilte, diese öffnete und etwas daraus herauskramte. Einen kurzen Moment später trat sie wieder zurück ins Licht der Scheinwerfer und in ihrer Hand war der Turnbeutel.

»Ich glaub, das ist deiner, oder?«

Zögernd blickte Juli auf ihren bedruckten Stoffbeutel. Es war eine dieser schwachsinnigen Ideen ihres Vaters gewesen, dass Fünfzehnjährige sich nichts Besseres vorstellen konnten, als auf dem Geburtstag ihrer wenig beachteten Mitschülerin einen Jutebeutel zu bedrucken, um am Ende der Feier etwas mit nach Hause zu nehmen. In die Druckerei hatte Julis Vater die ganze Klasse eingeladen, ohne Juli vorzuwarnen, und die Überraschungsparty direkt als Gelegenheit genutzt, begeistert und ausschweifend die verschiedenen Papier- und Stoffdrucker, das Siebdrucken und die Geschichte des Buchdrucks zu erklären. Erst danach durften sie selbst Hand anlegen und nach eineinhalb Stunden peinlicher Stille ihr Werk mit nach Hause nehmen. Danach wandten sich auch diejenigen, mit denen Juli zumindest einigermaßen klarkam, betreten von ihr ab. Doch ab und an sah Juli einen Jutebeutel oder Rucksack der Feier auf dem Schulhof: *»Black Lives Matter«* stand darauf oder *»BVB für immer«* oder *»Frau Hoffenheim ist ein Opfer«*. Juli wartete auf den Tag, an dem ein schmierig gedrucktes *»Bei Juli hat der Selbsthass recht«* ihren Weg kreuzen würde. Auf ihrem Beutel, den Hella gerade in der Luft schwenkte, stand nichts. Sie lief einige Schritte auf Hella zu und griff nach ihrer Tasche.

Doch statt loszulassen, hielt Hella den Beutel fest, als Juli danach griff. Einige Sekunden zerrten sie beide daran, ein Schattentheater, dessen einziger Zuschauer, Vali, liebend gerne die Vorstellung vorzeitig verlassen hätte. Der ungelenke Tanz zog sich noch einige Minuten hin, bis Vali schließlich aufgab und seufzend den LKW nach hinten setzte. Dann schlängelte er sich durch die Zapfsäulen an den beiden vorbei. Noch einmal zuckte er entschuldigend die Schultern in Richtung Juli, die jedoch ganz auf ihren Nahkampf konzentriert war.

Als Juli bemerkte, dass sich ihr einziger Fluchtweg gerade in der regnerischen Nachtluft aufgelöst hatte, verließ sie mit einem Mal die Kraft.

»Und jetzt?«, fragte Hella und klang dabei viel sanfter, als sie beabsichtigt hatte.

»Ich will nicht nach Hause«, sagte sie leise, »bitte, ich will noch nicht nach Hause.«

»Steig erst mal ein«, sagte Hella, »bei dem Wetter holen wir uns noch den Tod hier draußen.«

ZWANGSGEMEINSCHAFT

Der Passat schwamm auf der regennassen Autobahn weiter gen Süden. Auf einem Schild am Fahrbahnrand verabschiedete sich schließlich das Bundesland Nordrhein-Westfalen mit einem müden *Tschüss* und fügte schüchtern an, dass man bald ja mal wieder vorbeischauen könne.

Keine hundert Meter weiter ein neues Schild: *»Willkommen in Hessen«* und darunter, kleiner noch, prangte der Kompromiss, auf den sich eine überteuerte Hamburger Werbeagentur schlussendlich und sehr bekokst geeinigt haben musste: *»An Hessen führt kein Weg vorbei.«*

»Schau mal im Handschuhfach nach, ob du die Nikotintropfen findest«, sagte Hella und drückte Juli ihre E-Zigarette in die Hand.

Juli wühlte im schwachgelben Licht der Innenraumbeleuchtung im Handschuhfach herum, wühlte sich durch einen Faltatlas von 1987, eine angebrochene Tüte Erdnussflips und jede Menge Kassetten und CDs. Die Nikotintropfen ertastete schließlich Hella selbst im Fach der Fahrertür.

In Ermangelung anderer Ablenkungen studierte Juli die CD-Hüllen.

»Ende in Sicht«, versprach der grelle Titel eines Albums,

darunter das Foto einer Sängerin, die Juli dunkel bekannt vorkam. Das Cover war ein ästhetisches Verbrechen, eine junge Frau im Bikini, die vor einer Strandtapete ihre Arme in die Höhe riss.

Hella bemerkte Julis strenge Bewertung ihres Musikgeschmacks nicht. Die Müdigkeit ergriff sie erneut, verdammtes Alter, sie kurbelte das Fenster herunter und drückte in der Absicht, die Lautstärke des lokalen Musiksenders auf das Maximum zu bringen, wild auf den Knöpfen des Autoradios herum. *BRRRS BSSS KRCHH*, protestierte das Radio, das Hella aus Versehen auf Langwelle gestellt hatte, in ohrenbetäubender Lautstärke.

»MACH WAS!«, rief Hella, wozu hatte man schließlich so einen Teenager an Bord, dies war doch die neue Generation, die quasi schon im Mutterleib ihren ersten iPod bediente.

Juli blickte entsetzt auf das Autoradio vor ihr, die eckigen, antik anmutenden Digitalbuchstaben, die viel zu vielen Knöpfe.

In ihrer Panik machte sie zwei Knöpfe aus, die mit Pfeilen versehen waren, und drückte wild darauf. Anstatt aber wie erwartet leiser zu werden, wechselte das Radio nur von *»KRCCCH«* zu *»PIEPPSSS«*.

Juli versuchte, die fremden Knöpfe zu entziffern, *FM, AM, CD*.

CD, endlich, das kannte sie, hastig öffnete sie das Plastikcover und stopfte dem Autoradio mit der silbernen Scheibe das Maul.

Ein Pop-Intro folgte, das Juli bekannt vorkam. Und während die Musik zum Refrain ausholte, machte es klick: Dieses Lied hatte sie oft mit ihrem Vater gesungen, während sie ihm beim Aufräumen der Druckerei nach Feierabend geholfen hatte. Jahrelang hatten beide die immer gleiche Platte gehört.

Es war der dritte Song der ersten selbst gebrannten CD, den ihr Vater damals gemeinsam mit »Marmor, Stein und Eisen bricht« und »Wind of Change« mithilfe des auf Ebay erstandenen Brenners auf eine CD verbannte. Juli konnte alle Texte bis zum Erbrechen mitsingen.

»Mach das aus«, sagte Hella, doch Juli dachte nicht daran und summte abwesend mit.

Doch Hella schaltete das Radio aus, und Julis Stimme hing plötzlich orientierungslos und ohne Soundbett verloren in der Luft.

»Vor paar Stunden noch von der Brücke fallen und sich im Klo einsperren, aber jetzt mitsingen.« Hella war gereizt.

Juli antwortete nicht. Sie fühlte sich, als sei sie bei etwas Verbotenem ertappt worden. Einige Minuten herrschte Schweigen im Passat.

»Woher kennst'n du das Lied überhaupt?«, fragte Hella schließlich.

»Das haben mein Vater und ich immer gehört. Wir hatten nur so zwei CDs, das war auf einer davon.«

»Mhm«, sagte Hella und blickte geradeaus.

Julis Wangen brannten. Sie starrte auf ihren Schoß, auf die Frau, die offensichtlich sehr glücklich auf dem verblichenen CD-Cover abgebildet war. Einige Tattoos schmückten ihren Körper, eine Rose auf dem Dekolleté, den Schriftzug auf dem Arm: *Sag niemals nie* entzifferte Juli. Als es nichts Neues mehr auf dem Cover zu entdecken gab, ließ Juli ihren Blick durch den Fond schweifen. Jede Menge Müll, Kupfergeld, eine Sonnenbrille, der ein Bügel fehlte.

Juli blickte auf den Unterarm ihrer Fahrerin, der auf dem Schaltknüppel ruhte. Bis zum Ellbogen verdeckte ihre Strickjacke die Haut, aber selbst im schwachen Licht des Passat entzifferte Juli, als sie angestrengt die Augen zusammenkniff, ein mittlerweile verblasstes Tattoo: … *mals nie.*

Julis Blick schwenkte von dem Arm auf das Cover und wieder zurück, während ihr Hirn sich schlicht weigerte, daraus den nahestehenden Rückschluss zu ziehen.

Hella strengte die plötzliche Stille genauso an wie Juli. Sie versuchte sich auf die Fahrbahn zu konzentrieren und dachte gleichzeitig darüber nach, welche unverfängliche Frage sie einem Teenager-Mädchen stellen könnte. Sie entschied sich für eine höfliche, harmlose Small-Talk-Frage, um das Schweigen zu brechen und Juli nicht gleich zu verschrecken. Ihre Stimme allerdings gehorchte nicht und erkundigte sich statt nach dem Wetter, einer Übersprungshandlung folgend, etwas überhastet: »Und du hast dich mit deinen Eltern verkracht, oder warum möchtest du nicht nach Hause?«

Juli wusste nicht genau, was sie antworten sollte. Sie konnte sich schließlich kaum an so etwas wie eine Mutter, die klassischerweise ja fünfzig Prozent eines Elternpaares ausmachte, erinnern.

»Meine Eltern sind getrennt. Ich wohn bei meinem Vater«, entgegnete sie schließlich, und das war kaum gelogen, eine entschiedenere Trennung als komplette Abwesenheit gab es schließlich nicht.

»Und was ist mit deiner Mutter?«

»Die lebt woanders. In, ähm, in Ulm.« Juli zuckte nicht einmal bei der Lüge. Ulm, da war sie noch nie gewesen, und es klang in ihren Ohren mindestens genauso fremd und wenig vertrauenswürdig wie die frühen Antworten ihres Vaters, wenn sie nach der Mutter gefragt hatte: Seine *»Deine Mutter ist auf einer wichtigen Expeditionsreise, um die Schnecken Neuguineas zu untersuchen«* oder *»Deine Mutter forscht gerade, ob es in der Antarktis an Land lebende Weichtiere gibt«* damals waren immerhin mindestens genauso verlogen und fantastisch erfunden wie »Ulm«.

»Sie können mich irgendwo auf der Strecke raussetzen, dann nehm ich von da zu ihr einfach die Bahn«, sagte Juli.

»Mitten in der Nacht fährt doch sicher kein Zug mehr.«

Hella war nie gerne Bahn gefahren. Es gab weniges, das in ihr noch mehr Unbehagen auslöste, als mit einer Vielzahl fremder Menschen in einem engen Waggon eingekesselt zu sein und lediglich die ungepflegte Bordtoilette und den Speisewagen als Fluchtmöglichkeit zu wissen, dessen aufgewärmte Fertigkost und Auswahl an Alkoholika mit der Gourmetklasse von osteuropäischen Pommesbuden und Flugzeugnahrung konkurrierte. Ihre letzte Bahnreise lag deshalb gut ein Vierteljahrhundert zurück, und Hella war sich sicher, dass sich die Umstände in der Zwischenzeit nicht grundsätzlich zum Guten gewendet hatten.

»Wo müssen Sie denn hin?«

»In die Schweiz.«

»Urlaub?«

»So in der Art, ja. Ich überlege, langfristig da zu bleiben.«

Das war immerhin fast wahr. Lügen, das fiel auch Hella nicht schwer.

»Also zurück zu deinem Vater willst du nicht.«

Juli schüttelte den Kopf, und Hella starrte einen Moment nach vorne auf die Fahrbahn, versuchte ihre Gedanken zu ordnen.

»Wenn wir die 7 nehmen, fahr ich eh an Ulm vorbei, da kann ich dich rauslassen. Aber erst mal«, bemerkte sie, »brauch ich ein paar Stunden Schlaf. Da vorne ist ein Motel, da halten wir erst mal. Und morgen kann ich dich weiter mitnehmen, wenn du es nicht ganz eilig hast.«

»Das ist in Ordnung. Morgen reicht«, sagte Juli.

»Dann schreib aber wenigstens deinen Eltern und gib Bescheid. Sonst heißt es am Ende, ich hätte dich entführt.«

PARADIES

»Ich glaub, wir sollten das auseinanderschieben«, sagte Hella und runzelte die Stirn. Es war Jahre her, dass sie sich mit jemandem ein Hotelzimmer geteilt hatte.

Juli und sie standen vor dem Bett, dessen durchgelegene Matratzen wohl schon vor Jahrzehnten ihren Dienst als Erholungsstätte quittiert hatten.

Juli schaute trotzdem sehnsüchtig auf das Bett. Es war ihr mittlerweile völlig egal, wo sie zusammenbrechen konnte. Hauptsache: liegen.

Während Hella ihren Hartschalenkoffer auf die Kofferablage wuchtete, zerrte Juli halbherzig am Bettrahmen, der sich strikt weigerte, sich von einem Doppelbett zu zwei Einzelbetten zu verwandeln. Egal, dachte Juli, dann ließ sie sich auf die Matratze sinken und starrte an die Zimmerdecke. Vom Rauch der Gäste hatte sie mit den Jahren einen gelblichen Ton adoptiert, ein vernachlässigtes Weiß, das in Hochzeitszeitschriften vielleicht »Eierschale« hieß. Aber dies war die Realität und kein Brautmodengeschäft.

Sie schloss die Augen. Eigentlich sollte ihr Körper zu diesem Zeitpunkt nicht hier, sondern auf dem Metalltisch eines Gerichtsmediziners liegen, der bestimmt wenig Lust darauf gehabt hätte, ihre zerfetzten Extremitäten nach der gewaltigen Begegnung mit der Front eines LKWs oder BMWs mühsam wieder zusammenzupuzzeln. Mussten Pathologen einzelne Arme oder Beine eigentlich wieder zusammennähen? Juli stellte sich vor, wie eine grobe Nadel durch ihre weiße Haut glitt und ein Bindfaden sie in mühevoller Kleinstarbeit wieder zusammensetzte. Nicht etwa um sie in Frankenstein-Tradition als Zombie ins Reich der Lebenden zurückzubringen, sondern weil das sicherlich vorgeschrieben war und die Identifizierung für ihren Vater nicht ganz so schlimm machen sollte. Und sie selbst? Sie hätte von all dem nichts mehr gespürt, würde nur daliegen und regungslos in das weiße Licht der Neonröhren starren, schließlich läge das Schlimmste ja nun hinter ihr: die Sorgen, das Unwissen, die Panikattacken, das unendlich penetrante Am-Leben-Sein.

Doch statt auf kaltem Metall lag sie nun auf einer durchgelegenen Matratze und hörte neben sich eine Frau leise vor sich hin fluchen, während sie Dinge aus ihrem Koffer auf den wuchtigen Schreibtisch, Eiche furniert, Design depressiv, schaffte. Ein Schnaufen, dann ein lautes »Rumms«.

Als Juli den Kopf drehte, sah sie Hella, die frustriert auf das Chaos an Klamotten und den leeren Koffer am Boden starrte.

»Du hast nicht zufällig ein Ladekabel für ein Siemens?«, fragte sie in Julis Richtung.

»Nee, sorry«, sagte Juli, und was sie nicht sagte war: »Mein Plan war eigentlich, nie wieder ein Telefon aufzuladen.«

Hella atmete schnaufend aus, stemmte dann die Hände in die Hüfte und verkündete, an der Rezeption nach einem Ladekabel zu fragen.

»Ich bin gleich wieder da, ja?«, sagte sie, ohne dabei in Julis Richtung zu schauen. Nachdem sie die Türkarte eingesteckt hatte, blieb sie für einen Moment stehen, dann drehte sie sich noch mal um. Ohne wirklich zu wissen, warum, griff sie instinktiv nach der Fernbedienung auf dem Nachtschrank und drückte den roten Knopf:

»Du kannst ja so lang fernsehen«, verabschiedete sie sich, dann fiel die Tür hinter ihr ins Schloss.

Der Bildschirm erhellte das Zimmer. Eine penetrante Männerstimme zählte die Vorteile eines Mähroboters auf: der Wechselakku und vor allem, seine Stimme überschlug sich fast, nie wieder Rasen mähen.

Hella lief derweil den abgewetzten Flur entlang in Richtung Lift. Die Fahrstuhltür öffnete sich nur wenige Sekunden, nachdem sie den abgenutzten Knopf mehrmals betätigt hatte. Dem Anblick im Spiegel an der Rückwand wich sie automatisch aus und betrachtete dafür die abendliche Speisekarte des Hotels. Rahmschnitzel. Wiener Schnitzel. Jägerschnitzel. Hella erinnerte sich blass an eine Nacht in einem Sternelokal mit einem Musikkritiker, der ihr langatmig den Unterschied zwischen Wiener Schnitzel und Schnitzel Wiener Art erklärt hatte. Was der eigentliche Knackpunkt gewesen war, wusste sie nicht mehr.

Ein freundliches »Ping« hieß sie im Erdgeschoss willkommen. Kurz lief Hella in die falsche Richtung, drehte dann um und folgte der Beschilderung an der Wand, die sie zur Rezeption führte. Das Foyer war schwach beleuchtet, der Bürostuhl hinter dem Tresen lag verwaist im Halbdunkel. Hinter der Hotelbar gegenüber polierte eine junge Angestellte Gläser. Ihr gegenüber saß ein älterer Herr, der schweigend das Etikett von seiner Bierflasche zupfte. Hella überlegte kurz, ob sie selbst noch einen Absacker zu sich nehmen sollte, verdient hätte sie ihn allemal. Doch dann entschied sie sich dagegen und wandte sich zum Tresen.

»Hallo?«

Hellas Stimme kam ihr selbst zu laut, zu forsch vor. Anstatt nochmals zu rufen, drückte sie zaghaft auf die kupferne Rezeptionsglocke vor ihr und wartete. Nach gefühlten dreißig und tatsächlichen fünfzehn Sekunden torkelte der junge Mann, bei dem sie sich zwanzig Minuten zuvor angemeldet hatten, aus dem Hinterzimmer. Mit verwaschenen Worten fragte er, womit er behilflich sein könne.

Sie brauche ein Ladegerät, sagte Hella, ihres sei kaputt.

»Das sollte kein Problem sein.« Die Stimme des jungen Mannes schnurrte vor Zuversicht. Um was für ein Telefon es sich denn handele.

»Ich hab dem Ding jetzt keinen Namen gegeben«, antwortete Hella gereizt und fummelte ihr Handy aus der Jeanstasche: »Ist halt ein Handy«, sagte sie und legte ihr Telefon wie zum Beweis auf den Tresen.

Der Rezeptionist musterte Hellas in Mitleidenschaft gezogenes, ehemals silbernes Klapphandy mit der fassungslosen Ehrfurcht, mit der ein Gutachter bei *Bares für Rares* eine wertvolle Antiquität betrachten würde.

Der Achtzehnjährige wusste wenig über Handys, mit denen man sich vor Jahrzehnten über WAP ins Internet einwählen musste, technische Errungenschaften von long-time-ago, die einst die T9-Tastatur als Fortschritt gefeiert hatten. Das Einzige, was der angehende Hotelfachmann über Siemens-Klapphandys aus den frühen Nullerjahren mit ziemlicher Sicherheit wusste, war, dass er dafür ganz sicher kein Ladegerät auf Lager hatte.

»Ich weiß nicht, ob wir *dafür* was Passendes haben«, bemerkte er schließlich und drehte das Gerät noch einen Moment in der Hand, ehe er es Hella mit einer ehrfürchtigen Geste aushändigte, als handle es sich dabei um einen archäologischen Ausgrabungsfund.

»Und jetzt?« fragte Hella.

Mit überfragtem Gesichtsausdruck starrte der Azubi sie schulterzuckend an, bis sich mit einem Mal seine Miene aufhellte: »Vielleicht finden wir ja was in der Grabbelkiste. Da werfen wir all das unbrauchbare Zeugs rein, das unsere Gäste liegen gelassen haben und nie mehr abholen. Da ist bestimmt eins dabei, uns gibt es immerhin schon seit 1965!«

Hella nickte. Aha. Grabbelkiste. Tröstend zu wissen, dass es selbst für Ausrangiertes noch ein Plätzchen auf dieser Welt gab. Konnte sie sich gleich dazugesellen.

NOTAUSGANG

Juli konnte nicht schlafen. Sie lag auf dem Bett und starrte auf die Mattscheibe des Fernsehers, dessen Ton sie ausgeschaltet hatte. Der Moderator wirkte nun, verdammt zum Pantomimen, noch grotesker, sein stummes Grinsen noch unglaubwürdiger.

Sie lag auf dem Rücken mit den Turnschuhen auf der verwaschenen Tagesdecke und versuchte krampfhaft, die letzten Stunden nicht Revue passieren zu lassen. Doch obwohl sie müde, unendlich müde war, ließ sich weder ihr Körper noch ihr Kopf zur Nachtruhe überreden.

Im Gegenteil, ihr war heiß, dann wieder kalt, sie schwitzte, und ihre Gedanken rasten aufgescheucht zwischen den Ereignissen dieser Nacht hin und her, ohne sich an irgendwas Beruhigendes klammern zu können. Julis Atem wurde flacher, sie versuchte, tiefer und langsamer zu atmen. Sie kannte das schon, manchmal verging die Panik dann wieder und sagte nur kurz Hallo. Manchmal aber war dies nur der Aperitif zu einer ausgewachsenen Fünf-Gänge-Panikattacke, die sich über Stunden ausdehnen konnte. Juli hatte in den schulpsychologischen Sitzungen verschiedene Techniken gelernt, um damit umzugehen. Sie sah sich im Zimmer um, *fünf Dinge, die sie sehen konnte:* die Tagesdecke, Hellas Koffer, ihre Schuhe, der fleckige Boden, ihre ineinander verknoteten Hände. *Drei Dinge, die sie hören konnte*: ihr Luftschnappen, das Paar nebenan, das sich dumpf stritt, was noch, was noch? Die Panik ließ sich von der gut gemeinten Übung, die ihr die Schulpsychologin einst ans Herz gelegt hatte, nicht beeindrucken. Die Panik war eine altbekannte Feindin und Julis Waffenarsenal gegen sie mit den Jahren immer größer geworden. Früher hatte es geholfen, sich auf die Dinge zu konzentrieren, die gut waren. Ihre Noten. Die neue Englischlehrerin. Das Ende des Schuljahres.

Aber auch die Panik hatte im Laufe der Zeit immer weiter aufgerüstet, war irgendwann immun geworden gegen Tatsachen oder positives Denken. Stattdessen hatte sie sich schwer bewaffnete Alliierte gesucht. Und so gesellten sich zur Panik irgendwann Selbsthass, Verzweiflung, Machtlosigkeit. Dabei hatte sie eigentlich keine guten Gründe, unglücklich zu sein. Sicher, sie war keines der Rich-Kids, die in den Sommerferien auf Fuerteventura einen Tauchkurs und im Winter einen Skikurs absolvierten. Stattdessen half sie dem Vater in der Druckerei, nicht, weil ihr Vater das von ihr erwartet hätte, sondern weil sich die Sommermonate ohne Ablenkung noch staubiger und länger anfühlten, wenn sie alleine zu Hause saß, Gerichtsshows im Fernsehen sah und versuchte, so viel wie möglich vom Tag zu verschlafen, bis irgendwann Tag und Nacht kontrastlos ineinander übergingen.

Aber das war ein recht marginales First-World-Problem, das Julis Meinung nach nicht die Brutalität entschuldigte, mit der die fiesen Gedanken zunehmend fester um sich schlugen. Ihr Leben war schließlich an und für sich ganz okay. Und doch: Obwohl es wenig daran auszusetzen gab, und das war das Schlimme, waren Juli irgendwann die Gründe ausgegangen, die deutlich »dafür« stimmten. Eine gute Note fühlte sich nicht mehr so bestätigend an. Lernen schien sich nicht mehr zu lohnen, ihre Konzentration wurde immer schlechter. Selbst das Zeichnen und ihre Lieblings-Animes verloren plötzlich ihren Reiz. Dinge, die sie sonst noch genießen oder zumindest ablenken konnten, nicht mal sie hatten noch eine Überzeugungskraft. Allein ihr Appetit verschwand nicht, im Gegenteil, immer wahlloser aß sie, was gerade im Kühlschrank war, nur um zehn Minuten später wieder davor zu stehen und mit leerem Blick Stracciatella-Joghurts anzustarren.

Lange bevor ihr eine müde Schulpsychologin die Diagnose verkündete, wusste Juli, was Depressionen sind. Mental Health war in den sozialen Netzwerken allgegenwärtig, irgendwie war ja jeder heutzutage mal depressiv und dagegen gab es Apps, Tabletten und ganz, ganz viel Verständnis. Dies war das 21. Jahrhundert, und noch nie hatte Juli, egal wie oft mittelalte Psychotherapeuten und Schulpsychologinnen sie danach gefragt hatten, sich für ihre Diagnose geschämt.

Das Problem war ein anderes. Sie wusste sehr wohl, wie Schriftsteller, Künstler, Tik-Toker und Wikipedia Depressionen beschrieben: als würde das Leben plötzlich *»an Farbe verlieren«* und der Alltag *»immer grauer«* werden.

Doch für sie war es viel schlimmer. Es war bunt und leuchtete in allen Farben, nichts war grau, auch an Tagen, die eine solche Einfärbung verdient gehabt hätten. Aber wenn Juli dann abends im Bett lag und versuchte einzuschlafen, waren all diese Farben gleichermaßen schal und deprimierend. Und sie endete immer regelmäßiger damit, dass sie sich in Embryonalstellung zusammenkrümmte und darauf wartete, dass sich die Müdigkeit schließlich ihrer erbarmte. Und weil niemand Schuld trug an ihrem Zustand, zog sie schließlich das für sie einzig logische Fazit: Genauso wenig, wie sie andere für diesen Status quo verantwortlich machen konnte, genauso wenig konnte irgendwer etwas daran ändern.

Ihr Vater, der früher erfolgreich Monster unter ihrem Bett gezähmt hatte und jeden ihrer Albträume so lustig zu Ende erzählen konnte, dass die Angst keine Chance mehr hatte, war irgendwann am Ende seines Lateins. Er konnte der Depression, die nach und nach seine Tochter beherrschte, nichts mehr entgegensetzen. Obwohl ihr Vater sie über alles liebte, ging es Juli nicht besser. Die Schuldgefühle ihrem Vater gegenüber machten die Lage für sie nur noch schlimmer.

Sie starrte nach oben. Die Zimmerdecke wurde nicht weißer, egal wie konzentriert Juli sie anschaute. Allein der Shoppingkanal zeichnete hektisch bunte Lichter an die Wände. Juli war erschöpft. Ausgelaugt. Sie drehte sich zur Seite und drückte ihr Gesicht in das zu weiche Kissen und rollte sich zusammen. Nach ein paar Sekunden wurde diese Position unbequem, fühlte sich falsch an. Juli feilschte mit sich selbst, was wohl stärker war: die Müdigkeit oder die unbequeme Körperhaltung.

In Julis Kopf wütete es. Argumente traten laut gegeneinander an, leise erst, kaum hörbar, wie das Rauschen der nahen Autobahn. Wie ein Ohrenklingeln sich in aller Verschlagenheit erst dann penetrant bemerkbar machte, wenn die Welt um einen stiller wurde, wurde die Stimme immer lauter, eindringlicher, überzeugender.

Tatsächlich sei alles noch deutlich schlimmer, als Juli je geahnt hätte. *Schau dich doch einfach mal um!* Die Stimme in ihrem Kopf klang so einnehmend und verlogen wie die einer Zahnarzthelferin kurz vor dem Bohren: dieses Zimmer, diese Müdigkeit, dieses kalte, klobige Stück Einsamkeit direkt unter der Bauchdecke. Sie hatte sich von einer eigenwilligen Alten retten lassen, nur um jetzt genauso ratlos wie zuvor in einem schmuddeligen Hotelzimmer zu liegen.

Es brauchte nicht lang, bis Juli sich aufrichtete. Sie setzte den linken Fuß auf den durchgetretenen Teppichboden und stand auf, kurz wurde ihr schwindelig. Egal, dachte sie, wer schwankt, hat mehr vom Weg. Sie fixierte einen Punkt auf der Raufasertapete und griff im Vorbeigehen nach dem Notizblock und Bleistift auf dem Schreibtisch. Sie tastete sich durch bis zum Badezimmer, links der Lichtschalter, es wurde hell. Kurz blinzelte sie, bevor sie sich auf die kalten Fliesen des Badezimmerbodens setzte. Sie rieb sich das Knie, das nun noch ein bisschen mehr als zuvor schmerzte. Einen Moment überlegte sie, einfach hier zu schlafen, sich mit den fleckigen Frotteehandtüchern zuzudecken und auf morgen zu hoffen. Dann aber raffte sie sich auf.

Und ja, ihr Vorhaben mochte sich durch ungeplante Vorkommnisse etwas nach hinten verschoben haben, aber das Einzige, was zählte, war doch, dass sie ihr Ziel erreichte. Und da sie nicht wusste, wie viel Zeit sie noch hatte, bis Hella ins Zimmer zurückkehren würde, musste sie handeln.

Juli betrachtete die eingeschweißten Toilettenartikel. Seife, eine Zahnbürste, eine Shampoo- und Duschgelkombination. Nichts davon wirklich hilfreich. Dann glitt Julis Blick auf Hellas Kulturbeutel, den diese neben dem Waschbecken bereitgestellt hatte. Langsam zog Juli den Reißverschluss auf und durchsuchte den Inhalt, bis sie im ungeordneten Inhalt eine Nagelschere ertastete. Treffer. Erleichterung über den Fund durchflutete sie, und trotzdem: Obwohl sie gerade einen Schatz geborgen hatte, hatte sie kurz ein schlechtes Gewissen.

Juli zog sich aus, erst die Jeans, dann das T-Shirt, und stand schließlich in Unterwäsche vor der Wanne. Sie sah dem Wasserspiegel beim Ansteigen zu, global gedacht ein weiterer Grund zu sterben. Hatte irgendjemand eigentlich mal untersucht, wie unfassbar klimafreundlich Selbstmord war, überlegte Juli kurz, während sie dastand und wartete und etwas fror. Noch einmal prüfte sie die Temperatur, dann kniete sie sich vor das Klo und kritzelte etwas auf den Notizblock mit dem Motel-Logo. Anschließend überflog sie ihn noch mal.

»Es tut mir leid«, stand da, und Juli überlegte, ob ihr Schriftbild ordentlich genug war. Ein handschriftlicher Brief, vor allem einen allerletzter, sollte doch zumindest leserlich sein. Das war nun wirklich das Mindestmaß an Anstand, den sie Hella schuldete. Schließlich war sie diejenige, die das unglückliche Los gezogen hatte, sie aufzufinden – höchstwahrscheinlich, sobald sie sich die Zähne putzen wollte. Und da ihre Reisebegleitung die wenigste Schuld an dem Schlamassel hatte, war ihr Juli mindestens ein leserliches *»Sorry«* schuldig.

Sie kniete sich vor das Klo, riss einen weiteren Zettel vom Notizblock ab und schrieb noch einmal, diesmal malte sie die einzelnen Buchstaben fast: *»Es tut mir (wirklich!!!!!!) leid!«*

Und dann fiel ihr nichts mehr ein, was noch zu tun war. Sie schob den Zettel auf dem Klodeckel hin und her, prüfte, ob man ihn von der Tür auch wirklich sofort sehen würde. Kurz überlegte sie, ob sie noch die Unterwäsche ausziehen sollte, entschied sich dann aber dagegen.

Dies war schließlich kein gewöhnliches Bad, das sie gleich nehmen würde. Es würde wohl keine Möglichkeit mehr für sie geben, sich jemals wieder anzuziehen. Weil sie ihrem Vater mit all dem Blut und Totsein eh schon eine Menge zumutete, sollte sie ihm immerhin den Anblick von ihrem nackten Körper ersparen.

Also zog sie sich auch ihr T-Shirt wieder über, überprüfte ein letztes Mal die Temperatur, immer noch lauwarm, griff dann nach der Nagelschere und glitt mit dem ganzen Körper ins Wasser und tauchte unter. Ein kurzer Impuls: War der Zettel diesmal wirklich leserlich? Sie tauchte auf. Aber der Zettel lag gerade eine Handbreit zu weit entfernt auf dem zugeklappten Klodeckel. Ihr Herz pochte laut. Juli tauchte noch mal unter, öffnete unter Wasser die Augen und sah an die Decke. Die Schere hielt sie in der linken Hand. Worauf wartete sie noch? Wieso verließ sie gerade jetzt der Mut? Frustriert tauchte sie auf. Wie schwach sie war. Zu schwach, einen Schnitt zu setzen. Sie war doch quasi auf der Zielgeraden. Tränen schossen ihr in die Augen, Tränen der Wut auf sich selbst. Sie konnte nicht fassen, dass sie sich gerade selbst den Notausgang blockierte. Sie ballte die Faust zusammen, die Spitze der Nagelschere bohrte sich schmerzhaft in ihre Hand. Die Wunde fing an, leicht zu bluten, aber längst nicht genug, um irgendwie gefährlich oder zielführend zu sein.

Feige. Feige, feige, feige war sie.

Hella hingegen hatte derweil jede Zeit der Welt und schlurfte gemächlich den langen Hotelflur zurück in Richtung ihres Zimmers. Ihr war es noch immer unbegreiflich, wie es dem Rezeptionisten gelungen war, den gewaltigen Wust aus vergessenen Kabeln und Elektronikmüll mit einer Eselsgeduld zu entknoten. Tatsächlich hatte er ein Ladekabel daraus geborgen, das, wie er noch einmal hervorhob, zu dem wirklich historisch anmutenden Mobiltelefon passte. Das müsste jemand, so hatte er lachend hinzugefügt, Anfang des letzten Jahrhunderts kurz nach Erfindung der Steckdose hier vergessen haben.

Hella hatte sich höflich bedankt und dann eine Gute Nacht gewünscht.

Wieder vor der Zimmertür, fummelte Hella die weiße Zimmerkarte aus ihrer Manteltasche. Das Türschloss blinkte sie aggressiv an. Hella schob die Karte, die der Rezeptionist penetrant »Room Key« genannt hatte, in den Schlitz. Nichts. Wobei, doch: Das Schloss blinkte jetzt schneller, aggressiver, als würde das irgendwem weiterhelfen. Sie drehte die Karte, doch auch das brachte rein gar nichts.

Hella hörte das »Ping« des Lifts und sah nach rechts. Ein paar Meter von ihr entfernt wurde der Flur erhellt, ein schwankender Schatten schälte sich aus der Fahrstuhltür. Ein kleiner, etwas untersetzter Mann stolperte auf sie zu, suchte fluchend in seinen Hosentaschen etwas und warf schließlich deren Inhalt auf den Boden. Münzen kullerten unentschieden auf dem Teppich.

Erschöpft ließ er sich schließlich etwa zwei Zimmertüren entfernt von Hella auf den Hotelflur sinken, lockerte seinen Krawattenknoten und seufzte in die Stille des Korridors: »Boah.«

Kurze dramatische Pause, dann noch mal.

»Boah.«

Elegant kippte er nach links und klopfte halbherzig gegen die Zimmertür. Noch leiser sagte er: »Mach die scheiß Tür auf, Vanessa-Darling, bitte.«

Hella fragte sich, ob dieser Typ ihr vielleicht das Geheimnis der Schlüsselkarte verraten würde, als der Mann noch mal, dieses Mal energischer, vom Boden aus gegen die Zimmertür klopfte. Als dieser Versuch nicht fruchtete, klaubte er sein Handy vom Boden und versuchte es mit seinen klobigen Fingern zu entsperren. Eine Aufgabe, in seinem Zustand wie gemacht, um daran zu scheitern.

»Fotzen, alles Fotzen …«

Weiter kam er nicht, verbarg den Kopf in seiner Armbeuge und murmelte: »Warum machst du nicht die scheiß Tür auf …«

Hella empfand etwas Mitleid mit dem Mann, doch nicht genug, um Kontakt mit ihm aufzunehmen. Sie hatte keine

Lust, sich in eine wahrscheinlich endlose Unterhaltung verwickeln zu lassen, die sie nicht interessierte und an die er sich am nächsten Morgen eh nicht mehr erinnern würde. So drehte sie die weiße Schlüsselkarte und schob sie wieder in das Schloss, das einige Sekunden später noch entschiedener rot blinkte. Hella hielt die Karte eine Armlänge von sich entfernt, ihre Weitsichtbrille hatte sie schließlich weder bei sich noch jemals nach dem Augentest in einer bekannten Optikerfiliale überhaupt beauftragt. Ihr Ellbogen knackte bei dem Versuch, den größtmöglichen Abstand herzustellen, aber dann konnte Hella endlich das kleine Zeichen am unteren Rand der Karte erkennen: ein Pfeil. So rum also. Was nicht darauf stand: »Den dicken Mann zehn Meter weiter ignorieren.«

»Sie da. Sie haben nicht zufällig … Feuer?«

Irgendwoher hatte der dicke Mann eine Schachtel Zigaretten gefummelt und blickte Hella mit glasigen Augen an.

»Nein.«

»Scheiße. Fotze!«

Mit den Worten begann er seinen üppigen Körper großräumig abzuklopfen und startete dabei, die Zigarette im Mund, einen zum Scheitern verurteilten Versuch, sich an der Wand hochzustemmen. Dann fingerte er umständlich ein goldenes Zippo-Feuerzeug aus der hinteren Hosentasche und fing an, laut zu lachen.

»Entschuldigung?«

Verunsichert hob der Mann den Kopf, als käme die Stimme von oben. Ein Engel? Offenbar hatte sein Kurzzeitgedächtnis die Frechheit besessen, die Begegnung mit

Hella ein paar Sekunden zuvor mit Unterstützung des überhöhten Blutalkoholspiegels einfach mal so zu löschen, und so starrte er sie verwundert an. Denn das konnte nicht der liebe Herrgott sein, der sich da an ihn wendete, denn auch wenn Gott der Bibel nach den Menschen immer mal wieder in rätselhafter Gestalt erschien: Als Frau mit strähnigen, bunten Haaren würde er sich ganz sicher nicht verkleiden. Oder? Die Frau (oder vielleicht Gott) deutete auf sein Feuerzeug: »An Ihrer Stelle würde ich das nicht tun.«

»Ein Scheiß kann ich!«

»Ich mein nur«, Hella deutete an die Decke, »wenn Sie sich hier eine anstecken, geht im nächsten Moment der Feueralarm los, und wenn Sie Pech haben, sogar die Sprinkleranlage.«

Der Mann hob den Kopf und starrte eine Weile fast ehrfürchtig hinauf an die Decke. Hella konnte sehen, wie sein Gehirn sehr langsam ihre Worte zu verarbeiten versuchte, wie der Prozessor eines frühen Atari-Modells. Schließlich nickte er verstehend, dabei purzelte die Zigarette aus seinem Mundwinkel und fiel auf den Teppichboden.

Unterdessen schob Hella erneut die Karte in den Schlitz, das Schloss blinkte, mittlerweile gewohnt, rot und dann, zu Hellas Überraschung, in einem satten Grünton. Ein Summen ertönte und sie schob die Tür auf. Einen letzten Blick warf Hella auf den Herrn, der noch immer beeindruckt die Sprinkleranlage an der Decke betrachtete, die ganz vielleicht tatsächlich in diesem billigen Motel installiert war.

»Gute Nacht dann.«

Der Mann antwortete nicht. Er schien vollends überfordert von den Informationen, die ihm Hella dargelegt hatte. Und im nächsten Moment verschwand die einzige Stimme der Vernunft in ihr Zimmer und ließ ihn allein.

»Fotzen!«, murmelte er noch einmal leise resigniert vor sich hin und dabei fiel sein Blick auf die Zigarette neben seinem Fuß.

Die Mattscheibe des Fernsehers tauchte das Zimmer in ein dämmriges Licht. Der sprachlose Sender versprach das innovativste Küchengerät seit der Erfindung des Nicer-Dicer, mit dessen rasiermesserscharfen Klingen man häckseln, raspeln, hacken konnte. Hella trat an die niedrige Holzplatte ihres Nachttisches, schaltete die kleine Nachttischlampe darauf ein und erstarrte, denn das zweite Bett war leer. Hella betrachtete die eingedrückten Kissen, dann blickte sie auf die geschlossene Badezimmertür, unter der ein dünner Lichtschein zu erkennen war. Sie umrundete das Bett, klopfte und öffnete, ohne eine Antwort abzuwarten, die Tür.

Noch im Türrahmen verharrte Hella, starrte nur hinab auf die Teenagerin in der halb gefüllten Badewanne. Julis erschrockenes Gesicht, Julis Hand, die ihre goldene Nagelschere umklammerte. Schließlich stieß Hella hervor:

»Ist das etwa meine Nagelschere?«

Juli schluckte, suchte für einen Moment nach so etwas wie Worten, starrte stattdessen aber sprachlos und zum zweiten Mal an diesem Tag in Hellas aufgebrachtes Gesicht, doch ehe eine der beiden auch nur etwas hervorbringen konnte, fing es an zu regnen. Von der Zimmerdecke sprühte kaltes Wasser in den Raum und an die Wände.

KONTINENTAL

Müde starrte Juli auf den Teller vor sich. Eine traurige Frühstückskomposition im weißen Morgenlicht, das durch eine schlecht geputzte Fensterscheibe brach. Zwei Scheiben leicht angebrannter Toast, ein zerplatztes Spiegelei neben zwei Streifen Speck. Ein Stück in Alufolie eingeschlagene Butter mit dem Aufdruck einer glücklichen Kuh lag daneben. Am Tisch nebenan ein Pärchen, Mitte dreißig, mit Baby. Der weinende Nachwuchs unterbrach immer wieder das gereizte Gespräch der Eltern über die letzte Nacht, die auch bei ihnen von der kaputten Sprinkleranlage deutlich verkürzt worden war. Die miserable Stimmung konnte auch kein Übernachtungsgutschein, keine Schachtel Pralinen und kein Brunchcoupon retten.

Derweil zogen ein paar Männer der ansässigen freiwilligen Feuerwehr lange Druckschläuche über den noch immer nassen Lobbyboden, und eine osteuropäische Putzkraft wrang ein paar Tischdecken aus, doch niemand schien davon weiter Notiz zu nehmen. Auch Hella schien alles nur als gottgegeben hinzunehmen nach dem wenigen Rest von Nacht auf einer steinharten Notliege in einem kalten Nebengebäude. Zumindest hatte es dort kein Bad gegeben, in dem sich Teenager hätten umbringen können.

Hella hatte sich nicht getraut zu schlafen. Immer wieder hatte sie Juli gefragt, was das für eine Aktion gewesen war. Juli hatte einsilbig geantwortet, schließlich aber Hella versprechen müssen, ihr am nächsten Morgen alle, wirklich alle Fragen zu beantworten und nichts Dummes mehr anzustellen. Im Gegenzug würde Hella nicht die Polizei alarmieren. Ohnehin hatte Hella in ihrem Leben selten gute Erfahrungen mit der Polizei gemacht und fürchtete sie fast noch mehr als Juli – was, wenn dieses Mädchen auf einmal behauptete, Hella hätte sie gekidnappt?

»Das Frühstück ist gut, oder?« Hella schraubte den Deckel des Pfefferstreuers ab und kippte den Inhalt auf ihr Rührei. Juli antwortete nichts und starrte nur auf den Teller vor sich.

»Das schmeckt ja sonst nach gar nichts«, sagte Hella.

Juli murmelte ein »mhm«.

»Du isst ja gar nichts. Du musst was essen.«

»Kein Hunger.«

»Schluss jetzt, du isst jetzt was. Und dann rufen wir deine Eltern an. Das hätten wir gestern schon machen sollen.«

Juli legte die Gabel neben ihren Teller und lehnte sich zurück, verweigerte damit stumm beide von Hellas Befehlen und schüttelte den Kopf.

»Das war aber so abgemacht, gestern«, sagte Hella, »du hast es mir versprochen.«

Juli antworte nicht, starrte weiter auf ihren Teller. Und vielleicht hätte diese nachdrückliche Stille auch irgendeine Wirkung auf Hella gehabt, wenn nicht das Trampeln der

Feuerwehrmänner im Foyer und die aufgeregte Stimme des Hotelchefs, der sich bei allen Hotelgästen einzeln für den Vorfall entschuldigte, dieses Vorhaben vereitelt hätten.

»Das war kein Unfall, auf der Brücke, oder?«, rief Hella schließlich gegen das Dröhnen der Abpumpanlage an.

»Was sagst du?«, schrie Juli über den Lärm zurück.

»Du, die Brücke, springen?«, brüllte Hella zurück.

Juli hatte verstanden. Und schwieg, während die aufgebrachte und übernächtigte Hella zum nächsten verbalen Schlag ausholte:

»Und jetzt da oben im Bad. Ich hoffe, du hast wenigstens einen guten Grund!«

»Und wenn schon!«, antwortete Juli so bockig wie möglich.

Hella nickte und war kurz still, dann setzte sie laut an.

»Das war meine Nagelschere, und wer, glaubst du, hat das Hotelzimmer bezahlt? Was da auf mich zugekommen wäre! Die hätten mich noch eingesperrt! Du gibst mir jetzt sofort die Nummer von deinen Eltern.«

Wieder schüttelte Juli den Kopf. War ihr doch egal, ob sie damit ihr Versprechen brach. Wenn die Alte so auf Versprechen stand, konnte sie gern ein neues haben:

»Denkst du etwa, ich kenn die auswendig! Außerdem sind die jetzt eh auf der Arbeit. Setz mich einfach an irgendeinem Bahnhof ab und dann siehst du mich nie wieder, schwöre!«

Hella schüttelte den Kopf.

»Schau dich nur an, du bist so verdammt jung!«

Die Feuerwehrpumpe setzte plötzlich aus, die letzten

Wortfetzen hingen deplatziert und viel zu laut in der Luft. Hella war es in diesem Moment egal:

»Dein Leben, das liegt noch alles vor dir. Du bist na ja, also nicht hässlich, und richtig unterernährt siehst du auch nicht aus. Außerdem weißt du doch gar nicht, was da noch alles kommt! Das Leben ist halt nicht immer wundervoll, aber sooo schlimm kann es doch auch nicht sein. Kein Grund, deswegen gleich von irgendwelchen Brücken zu springen! Klar ist nicht immer alles rosig, aber dann überrascht einen das Leben immer wieder. Nämlich genau dann, wenn man gerade überhaupt nicht damit rechnet!«

»Deins vielleicht«, bemerkte Juli kurz, ohne Hella anzusehen.

Die lachte auf. Was wusste dieses kleine Mädchen schon? Was fehlte denn heutzutage einer jungen Frau zum Glücklichsein? Julis Einsilbigkeit nervte sie zusehends: »Das Leben, das schmeißt man nicht einfach so weg. Erst recht nicht wegen irgend so einem Jungen!«

»Wegen was für einem Jungen? War ja klar, dass ihr Erwachsene immer gleich an irgendwelchen bescheuerten Liebeskummer denkt. Dabei seid ihr doch selbst die ganze Zeit mies gelaunt! Wenn ich dich anschaue, denke ich sicher nicht, oh, die sieht aber glücklich aus, vielleicht lohnt sich das Weiterleben bis fünfundachtzig ja doch!«

»Ich bin neunundsechzig«, giftete Hella zurück.

Juli wurde immer wütender: typisch Erwachsene, scheiß Boomer. Na klar, an Magersucht waren zu dünne Models schuld, Amokläufer spielten einfach zu viele Ego-Shooter auf der Playstation, und jeder Teenager, der einfach keine

Lust mehr hatte zu leben, musste sich natürlich unglücklich in irgendeinen Horst aus der Stufe drüber verliebt haben.

Juli stand auf, griff die Serviette, als wolle sie diese Hella ins Gesicht werfen, doch ballte sie nur voller Wut in ihrer Hand.

»Dann viel Spaß noch mit deinem geilen Leben, das dich immer wieder überrascht«, brach sie hervor. Sie wollte sich gerade demonstrativ umdrehen, als Hella nach ihrem Arm griff.

»Setz dich sofort wieder hin!« Hella verschluckte sich fast an dem Pfeffer-Ei-Matsch in ihrem Mund.

Juli zögerte und erwog vor ihrem geistigen Auge kurz ihre Optionen. Nein, da waren nicht wirklich viele, die in irgendeiner Weise in der Realität ihre Entsprechung finden konnten. Nach einem Moment ließ sie sich zurück auf den Stuhl sinken und atmete aus. Aufgeben. Dieses Gefühl kannte sie nur zu gut. So saß sie einfach da, beobachtete Hella, die ihre Gabel beiseitelegte, einen Schluck Kaffee inhalierte und sich dann mit der Serviette über den Mund fuhr.

»Ich erkläre dir, was jetzt passiert.«

Da war Juli aber gespannt.

»Ich nehm dich erst mal weiter mit und bringe dich nach Ulm. Ich setz dich bestimmt nicht an irgendeinem Provinzbahnhof ab, wo du dann wieder irgendeinen Unsinn anstellst. Wenn du dir bei deiner Mutter immer noch die Pulsadern aufschneiden willst, bitte schön: kannst du dort gerne machen. Das ist dann nicht mehr mein Problem, sondern das von deinen Eltern. Aber so lange …«, Hella setzte ab, hob den Kopf und sah nun Juli zum ersten Mal direkt in die Augen, »musst du dein ach so furchtbares Leben einfach noch ein wenig länger ertragen und bitte nicht während der Fahrt aus meinem Auto springen.«

ORIENTIERUNG

Für die nächsten sechzig Minuten sagte an diesem Morgen keine der beiden etwas. Das Autoradio schwieg und draußen zog Hessen wie ein penetrant harmloser Degeto-Samstagabend-Film an ihnen vorbei. Hügel, Weinberge, ein blauer Himmel mit zerrupften weißen Wolkentupfern.

Juli zog die Knie an sich und wagte es nicht, zu Hella zu blicken, die provozierend stumm den alten Passat durch den Pendlerverkehr steuerte. Das Gefühl, ausgeliefert zu sein, überkam Juli immer wieder in Wellen, die sich abwechselten mit einer seltsamen Dankbarkeit, gerade nicht die Richtung angeben zu müssen. Sie waren auf dem Weg zu einer Mutter, die noch nie ein Teil von ihrem Leben gewesen war und die mit ziemlich hoher Wahrscheinlichkeit auch gar nicht in Ulm oder überhaupt irgendwo in Deutschland lebte. Und doch wusste Juli auch, dass sie am nächsten Rastplatz nicht die Flucht versuchen und Hella somit aus ihrem übersteigerten Verantwortungsbewusstsein entlassen konnte. Auf sonderbare Weise hatte das Schicksal sie aneinander gekettet und so einfach kamen sie nun nicht voneinander los.

Vor ihrem inneren Auge versuchte derweil Hella die Deutschlandkarte zu visualisieren, die zu Hause in ihrer

Küche hing und auf der sie ihre Fahrroute mit kleinen roten Plastikfähnchen im Voraus genau festgelegt hatte. Denn eigentlich hatte sie die etwas längere, aber landschaftlich attraktivere Reiseroute entlang des Rheins und durch Baden-Württemberg gewählt. Verschiedene Aspekte hatten dabei eine Rolle gespielt, wie das bessere badische Wetter (wenn Hella etwas hasste, dann eine Fahrt im Regen) und eine Statistik, die den Rastplatztoiletten entlang der A5 das mit Abstand beste Zeugnis ausgestellt hatte. Außerdem hatte Hella die Grenznähe zu Frankreich gefallen, einem Land, zu dem sie ihr ganzes Leben eine besondere emotionale Verbindung verspürt hatte, ohne es jemals tatsächlich besucht zu haben. Aber es war schließlich das Land des Weines und der Liebe, und zumindest mit Erstem konnte sie durchaus was anfangen.

Doch nun waren alle diese sehr lang gehegten Pläne hinfällig. Hella verspürte eine sonderbare Form von Wehmut, als sie am Hattenbacher Dreieck nicht ihrer ursprünglichen Route und den kleinen, sorgsam platzierten roten Plastikfähnchen folgend auf die A5 abbog, sondern nun auf der A7 (Platz 23 Rastplatzsauberkeit, Platz 27 Service) die Reise gen Süden in Richtung Bayern fortsetzen musste. Bayern, ausgerechnet: Bayern!

In den unzähligen Jahren ihrer doch zeitweise sehr stockenden Karriere hatte sie nie solche Abstürze erlebt wie in diesem blau-weißen, von Katholizismus verseuchten Freistaat. Zugegeben, die meisten dieser Abstürze hatte nicht direkt Bayern, sondern sie selbst verschuldet – sei es liebes-, drogen- oder berufsbedingt. Aber diese bayerische Atmosphäre von Traditionalismus, die Bierfeste, bei denen sie aufgetreten war und an denen sie mit Garantie irgendwann angegrabscht wurde, und die tölpelhafte Obrigkeitssehnsucht in diesem Wald an Maibäumen war ihr immer schon latent zuwider gewesen.

Besonders ein Fernsehauftritt im Bayerischen Rundfunk war ihr in Erinnerung geblieben: eine Talksendung, bei der sie keine einzige Frage des Moderators, der offenbar nur Oberbayrisch beherrschte, verstanden hatte. Kurzzeitig war sie sich nicht sicher gewesen, ob dies an ihr lag oder eher an den Tabletten, die ihre Agentin ihr zuverlässig zufütterte, damit sie noch ein bisschen länger durchhielt, noch einen Abend, noch einen letzten Auftritt auf der Tour, und die sie nervös und fahrig gemacht hatten.

In dieser Zeit war Hella stramm auf immer höhere Chartplatzierungen zugewandert, und jeder verpasste Auftritt, so ihre Agentin, konnte diesem kurzfristigen Erfolg sofort, *aber pronto!*, ein Ende setzen.

Also hatte sie durchgehalten, höflich in der Talkshowrunde genickt, wenn sie etwas gefragt wurde, und einfach immer mit einem der Sätze geantwortet, die ihre Agentin ihr vor der Sendung eingetrichtert hatte. *Wie schön es war, endlich mal in Bayern aufzutreten. Dass sie, Schande über ihr Haupt, ja überhaupt zum ersten Mal das Oktoberfest besuchen würde, dass sie sich auf das bayerische Bier freute und dass sie einfach nur hoffte, ihr nächster Hit würde es zu einem Wiesn-Klassiker bringen, denn das hätte sie sich schließlich schon immer gewünscht.*

Nach solchen Auftritten war Hella in der Regel müde. Als es eine kurze Aufnahmepause gegeben hatte, hatte ihr ihre Agentin noch zwei Tabletten in den Mund geschoben, auf die, Zitat: »alle amerikanischen Produzenten schwören«. Hella hatte mit viel Sekt nachgespült. Ziemlich betrunken und neben der Spur hatte sie dann in der zweiten Runde vor dem Moderator gesessen, und als sie schon wieder nicht verstand, was der Kasper vor ihr in diesem für sie unverständlichen Dialekt von sich gab, hatte sie laut gelacht und gefragt, ob Bayerisch eigentlich ein vererbter Sprachfehler sei.

Der Moderator hatte ein falsches Lachen gelacht, Hella wurde daraufhin nie wieder in seine Show eingeladen. Die ganze Fahrt zurück zum Hotel hatte ihre Agentin ihr erklärt, warum sie es mit dieser Attitüde nie zum Star schaffen würde, wie unprofessionell sie gewesen war und dass sie, wenn sie schon eigentlich gar nicht singen konnte, doch zumindest ein wenig mehr Titten und ein bisschen mehr Charme an den Tisch bringen könnte. Hella hatte stumm neben ihr geweint und aus dem Fenster gesehen, sich im Hotelzimmer zusammengerollt und fast gehofft, dass dies wirklich das endgültige Karriereende bedeuten würde, wie ihre Agentin ihr im Minutenrhythmus prophezeit hatte. Nein, sie freute sich wenig darauf, jetzt einen Abstecher nach Bayern zu machen.

Auch Juli neben ihr sah alles andere als glücklich aus.

»Du willst mir nicht sagen, warum du dich umbringen willst, oder?«, fragte Hella.

Schweigen. Juli versuchte sich nicht zu bewegen, starrte nur hinaus aus dem Fenster, an dem die Abfahrt Hünfeld vorbeiflog.

»Also wegen einem Jungen zumindest nicht. Und bevor du fragst: Ich werde nicht gemobbt, hab Freunde und mein Vater …«, sie korrigierte sich, »… meine Eltern schlagen mich auch nicht.«

»Was ist mit Notendruck? Ich habe gelesen, dass immer mehr von Schülern erwartet wird.«

Juli musste fast lachen. Auf der langen Liste, warum die letzten Jahre so qualvoll für sie gewesen waren, standen ihre Zensuren wirklich auf dem allerletzten Platz. Im Gegenteil, sie war nicht begriffsstutzig, Lernen bereitete ihr grundsätzlich keine Probleme, sie liebte Kunst und Mathe. Das Schlimmste waren die Pausen. Nicht etwa, weil man sie da hänselte, sondern weil sie plötzlich für ihre Mitschüler unsichtbar wurde. Pausenbrote schmeckten nicht besonders gut im Ambiente der vollgeschmierten Toilettenkabinen, auf die sich Juli regelmäßig zurückzog, sobald es zur Pause läutete. Immerhin entging sie so der Awkwardness, sich unauffällig zu den anderen stellen zu müssen und trotzdem Insider nicht zu verstehen. So gesehen hatte sie das Unsichtbarsein schon lange geübt, bevor sie sich mit dem Sprung von der Brücke schließlich endgültig dafür entschieden hatte. Die Schulpsychologin war keine große Hilfe gewesen. Sie meinte nur lakonisch, dass die Toilette wohl ihr Safe Space sei, und den brauchten Teenager halt manchmal. Dann bot sie Juli an, einmal die Woche vorbeizukommen, und weil die Sitzungen fast immer in der Mittagspause stattfanden, stimmte Juli dem irgendwann zu. Besser als die zweite Kabine rechts, wo sie jedes Mal das gleiche Gedicht übers Kacken lesen musste, das eine Vorgängerin an die Klotür gemalt hatte, während sie versuchte, ihr Käsebrot zu essen. Und so verbrachte Juli das letzte Jahr vor den mitleidsvollen Augen der Schulpsychologin, die regelmäßig fragte, wie es ihr ging, und auf deren Fragen Juli stets antwortete: »Danke, mit Ihren Tipps von der letzten Woche schon viel besser.« Dann knotete sie den Rest der Stunde auf einem Stressball herum oder spielte mit einem der vielen Schneckenhäuser, die sie besaß, und versuchte, sich geistig auf die nächste Unterrichtsstunde vorzubereiten, während die Psychologin in unregelmäßigen Abständen vor sich hin seufzte.

»Also nicht die Noten«, resümierte Hella aus Julis Schweigen.

Juli dachte darüber nach, wie sie vor diesem Fragenbombardement flüchten konnte. In einem Reiseführer hatte sie vor langer Zeit einmal gelesen, wie sich Wanderer bei der Begegnung mit Grizzlys in den kanadischen Wäldern verhalten sollten. Der erste Rat war einfach: starr stehen bleiben und, wenn möglich, sich rückwärts vom Begegnungsort entfernen. Falls dies keinen Erfolg hatte, riet das Buch, sich so groß zu machen, wie man nur konnte, und zu brüllen. Die dritte Stufe, falls die beiden vorherigen nicht von Erfolg gekrönt waren, riet, sich möglichst flach auf den Boden zu legen und sich tot zu stellen. Und falls all das auch nichts brachte, Stufe vier: kämpfen.

Da Juli sich bei 100 km/h schlecht unauffällig aus dem Auto schleichen konnte und weder wildes Schreien und Rudern mit den Armen noch ein Angriff auf die Fahrerin des Wagens erfolgversprechend schienen, entschied sie sich für die dritte Stufe: taub stellen. Hella allerdings ließ sich davon wenig beeindrucken und redete einfach weiter.

»Glaub mal nicht, dass ich in meinem Leben niemals an dunklen Punkten war. Und ich meine wirklich dunkle Punkte. An denen ich dachte, Hella, dachte ich mir, so geht's nicht weiter.« Hella brach kurz ab, um dann den Faden wieder aufzunehmen. »Aber soll ich dir was sagen? Das Leben ist nie so gekommen, wie ich gedacht habe. Wir waren aber auch keine so emotionale Generation. Wenn es uns schlecht ging, haben wir die Ärmel hochgekrempelt und weitergemacht.« Das entsprach zwar so was von nicht Hellas persönlicher Wahrheit, klang aber doch ganz gut. Sie hatte vor allem weitergemacht, weil der Terminkalender oder die sinkenden Chartplatzierungen sie dazu gezwungen hatten. Aber etwas Motivation, etwas Zupackmentalität konnte dieser verweichlichten Generation bestimmt nicht schaden. Sie sah Juli an. Zu ihrer Überraschung hatte Hellas Vortrag sie nicht besonders inspiriert, und sie sah immer noch unglücklich aus dem Fenster. Dann halt keine Motivation, dann also eine andere Strategie: Verständnis.

»Glaub mal nicht, dass ich dich nicht verstehen kann«, sagte Hella und tätschelte Julis linken Arm.

Was für ein Blödsinn, dachte Juli, doch dann starrte sie hinab auf Hellas Hand, die auf ihrem Arm ruhte. Es gab nicht viele Menschen, mit denen sie in ihrem Leben Nähe geteilt hatte. Ihr Vater hatte nie körperliche Nähe gesucht und sie nicht darum gebeten. Auch ihre Klassenkameraden in der Schule begrüßten Juli wahlweise gar nicht oder mit einem Kopfnicken. Alles immer aus sicherer Entfernung, ohne Körperkontakt. Allein ihre Englischlehrerin hatte sie einige Male leicht an der Schulter berührt, wenn sie hinter Juli gestanden und sich über sie gebeugt hatte, um ihre Hausaufgaben zu kontrollieren oder sie aufzumuntern, wenn sie an einer Übersetzung arbeitete.

Und nun Hellas Hand. Ganz warm und sonderbar weich. Zur großen Überraschung stellte Juli fest, dass diese Berührung ihr keineswegs unangenehm war. Fast tröstlich fühlte sich das an, und Juli spürte den Kloß in ihrem Hals. Dann jedoch zog Hella die Hand zurück, um so zu tun, als müsse sie schalten. Juli drehte den Kopf zu Hella, die mit aufmerksamem Blick den Verkehr vor sich betrachtete.

»Haben Sie denn schon einmal versucht, sich umzubringen?«

»Nein«, bemerkte Hella etwas zu schnell, dann sah sie zu Juli und lachte schrill, als wäre das ein gänzlich abwegiger Gedanke. »Nein«, wiederholte sie und stellte das Radio wieder an. »Nein, nein, nein, also das habe ich nie versucht.« Noch ein paar Neins murmelte sie, dann tippte sie Juli aufmunternd an: »Los. Such dir einen Radiosender aus!«

Eine Weile beobachtete Juli, wie Hella hektisch das Fahrzeug dirigierte, dann betätigte sie den FM-Suchlauf, diesmal klappte es beim ersten Versuch. Bei dem dritten Sender, einer kleineren nordfränkischen Radiostation, stoppte sie und drehte die Lautstärke auf. Wolfgang Ambros. Juli lehnte sich zurück, lauschte einen Moment dem Text, dann fing sie an mitzusingen. Erst leise, dann immer lauter.

»Das kennst du?«

»Wolfgang Ambros, ja klar.«

»War das die zweite CD von deinem Vater?«

Juli drehte den Kopf zu Hella, die sie lachend anblickte.

»So ungefähr.«

»Ich war mit Wolfgang mal auf Tour. Als Vorband. Ist aber lang her.«

»Dann bist du Sängerin gewesen? Wirklich?«, fragte Juli, »das hab ich mir gestern schon gedacht, als ich die CD-Hülle gesehen habe. Hella Licht, ist das dein echter Name?«

»Nee, ist ein Künstlername. Eigentlich heiß ich Büttner, aber das fand das Label zu langweilig.«

Juli nickte.

Was mach ich hier, dachte sich Hella. Angeben mit Wolfgang Ambros vor einer Fünfzehnjährigen, die ich kaum kenne. Mit mir ist wirklich etwas mehr als nicht richtig. Doch in dem Moment setzte der Refrain wieder ein. Hella konnte nicht anders, und anstatt zu antworten, stimmte sie einfach mit ein, drehte die Lautstärke weiter hoch.

Und draußen zog, von den beiden unbemerkt, ein Straßenschild mit blau-weißen kunstvoll geschwungenen Buchstaben und ohne Mottospruch an ihnen vorbei: »Willkommen im Freistaat Bayern«.

REINE FORMSACHE

Musik macht alles leichter. Diese Erfahrung hatte Hella ihr ganzes Leben begleitet. Als Kind hatte Hella ihren Plattenspieler aufgedreht, um den Streit ihrer Eltern zu übertönen, und später als Teenager hatte sie sich stundenlang auf der Tanzfläche der Diskothek zur Musik bewegt, bis alle Zweifel und Ängste sich zu einer tiefen inneren Ruhe mit wummernden Bässen verwandelten. Es ist allerdings ein großes Missverständnis, dass man aus jeder Leidenschaft unbedingt eine Karriere machen sollte. *Tu, was du liebst, und du brauchst keinen Tag mehr zu arbeiten* war ein verlogener Motivationsspruch, eine Falle, in die Hella naiverweise getappt war. Es war eher andersrum: *Arbeite, was du liebst, und du wirst mit Garantie schnell aufhören, es zu lieben.* Die Musik, jahrelang zuverlässige Quelle des Trosts, wurde nun zu Arbeit, Künstler zu Konkurrenten, und anstatt sich über neue Platten zu freuen, verglich Hella sich mit den Interpreten und stellte oft frustriert fest, dass sie es nie so weit bringen würde. Auch als sich »Ende in Sicht« für einen Moment zum Liebeskummerlied einer ganzen Generation gemausert hatte, blieb die Panik vor dem Versagen.

Die Wirkung, die Musik einst auf sie gehabt hatte, hatte sie fast vergessen.

Auch in den letzten Jahren, nach ihrem inoffiziellen und schleichenden Karriereende, hatte sie nur noch selten Radio gehört oder gar ihre Lieblingsplatten entstaubt.

Das Leben war leiser geworden, in ihr und um sie herum. Dass ein Song, den sie wahrscheinlich in Julis Alter gehört hatte, nun plötzlich zum Generationenklebstoff zwischen ihnen wurde, dass Musik hier gerade etwas schaffte, was sie stümperhaft versucht hatte, nämlich das Mädchen wenigstens ein bisschen aus der Reserve zu locken, diese Macht von Songs hatte sie fast vergessen.

Als Ambros fertig war, den Zentralfriedhof Wiens zu besingen, streifte Juli, diesmal unaufgefordert, weiter durch die Kanäle, suchte nach weiteren Liedern, die sie beide kannten und zu denen sie mitsingen konnten. Und irgendwann fing Juli an zu reden. Sie erzählte von den Liedern, die sie mit ihrem Vater gehört hatte, von den Radiosendern, mit denen sie aufgewachsen war. Sie erzählte immer weiter, und dass es irgendwann nicht mehr nur um Musik ging, fiel keiner der beiden auf. Juli erzählte von dem Haus, in dem sie mit ihrem Vater lebte, von ihren Lieblingsbüchern.

Hella fiel auf, dass sie an keinem Punkt ihre Mutter erwähnte. Doch Hella fragte nicht nach, zu dankbar war sie über den plötzlichen Stimmungswechsel. Stattdessen hörte sie zu, eine für sie eigentlich untypische Kommunikationstechnik. Hörte zu, als Juli davon erzählte, was sie am liebsten hörte. Und obwohl Hella keiner der Bandnamen auch nur annähernd etwas sagte, nickte sie zustimmend und lauschte.

Sie hatten noch immer viel Zeit bis Ulm, oder besser noch: bis zu dem Ort, an dem Juli ihr die Wahrheit über Ulm und ihre Mutter sagen oder sich aus dem Staub machen musste. Diesen lästigen Gedanken schüttelte Juli schnell ab und zog noch einmal die CD-Hülle aus dem Handschuhfach und deutete auf das Foto auf dem Cover – und dann auf Hellas Arm: »Das Tattoo, daran hab ich dich übrigens erkannt.«

»Ach, das hässliche Ding. Kriegt man nicht mehr ab, wenn man sich einmal dafür entschieden hat«, lamentierte Hella. »Ist ein Scheißspruch. Sag niemals nie. Man sollte, ganz im Gegenteil, sehr viel öfter Nein sagen. Zum Beispiel zu Tattoos.«

Juli musste kurz über Hellas Worte nachdenken, dann sagte sie: »Merk ich mir.«

Juli drehte die CD von Hella in der Hand und begann, gedankenverloren zu summen: Ende in Sicht. Hella drehte den Kopf, lauschte der Stimme, die so textsicher ihren Song vor sich hin sang. Nach einer Zeit stimmte Hella ganz leise mit ein. Und draußen zog Deutschland an ihnen vorbei.

Dann klingelte Hellas Handy in einer Lautstärke, wie sie nur Menschen über sechzig einstellten:

Hella hörte auf zu singen, tastete panisch das Fach zu ihrer Linken ab. Ein vorbeiziehendes Fahrzeug hupte laut auf, als Hella auf die Mittelspur ausscherte. Kurz sah sie auf in Richtung des Fahrers, schnaubte »Was willst du Würstchen von mir?« und suchte dann weiter nach ihrem Telefon, bis sie es schließlich auf dem Fahrzeugboden ertastete. Hella schielte auf das Display, kniff die Augen zusammen und hielt dabei das Handy, so weit es ging, von sich, um die Nummer des verpassten Anrufs zu entziffern – und so, dass auch Juli es sehen konnte.

»Wir müssen anhalten«, sagte sie dann, als sei diese irgendwie in der Lage, Hella vom Beifahrersitz aus diesen Wunsch zu erfüllen. »Ich muss da zurückrufen.«

Juli nickte nur, deutete dann auf ein Schild am Rand der Autobahn.

»Kommt gleich ein Parkplatz.«

»Sehr gut, sehr gut, gut, gut, gut«, murmelte Hella und schlängelte den Passat zielsicher zwischen polnischen Lastwagen und Verkehrsrowdys mit Ingolstädter Kennzeichen von der Mittelspur auf den Verzögerungsstreifen. Dann stürzte Hella, ohne auch nur den Zündschlüssel zu ziehen, aus dem Auto.

Schnell hatte Hella sich ein paar Meter von dem Wagen entfernt, als ihr Handy erneut klingelte. Einen kurzen Blick warf sie zurück zu ihrer Mitfahrerin, die im Inneren des Wagens etwas irritiert in ihre Richtung schaute, dann, als sie sich außer Hörweite wähnte, nahm sie den Anruf an.

»Hallo? Herr Schmeding? Entschuldigung, beim ersten Mal war ich nicht schnell genug.«

»Aber jetzt haben wir uns ja«, klang die Stimme aus dem Hörer in niedlichem schwyzerdütschem Akzent.

»Also ich wollte nur Bescheid geben«, setzte er an, »ihr Antrag hat nach der Prüfung durch unsere Ärztekommission erst mal provisorisch grünes Licht erhalten.«

Hella hielt den Atem an und fing an zu lachen, drehte den Kopf zu Juli, die sie aus dem Wagen interessiert beobachtete. Schnell drehte sie sich weg und lief ein paar weitere Meter den Parkplatz herunter.

»Das sind wunderbare Neuigkeiten.«

»Nur eins. Das Gutachten von Ihrem Arzt, davon haben wir hier nur eine Kopie.«

Hella zögerte, dann fuhr sie fort: »Ach, das reicht nicht?«

»Nein. Da braucht's schon das Original. Das muss ja alles seine Ordnung haben.«

»Natürlich, das muss es natürlich.«

Starr stand Hella da, überlegte.

Juli sah, wie Hella ein wenig unsicher auf dem Parkplatz hin und her lief, um dann mit zügigem Schritt zum Auto zurückzulaufen und die Wagentür zur Rückbank zu öffnen. Aus der Tasche hinter ihrem Sitz zog sie einen Umschlag aus einer Mappe hervor, schlug die Tür wieder zu und entfernte sich raschen Schrittes erneut vom Wagen. Ein paar Meter entfernt fummelte Hella ein paar Unterlagen daraus hervor, blätterte hektisch, dann fielen ihr ein paar davon zu Boden. Sie fluchte, bückte sich und las sie vom Boden auf.

»Und sie brauchen unbedingt das Original? Ich bin schon unterwegs und weiß nicht, ob ich das in der Eile eingepackt habe …«

»Ohne können wir leider nicht weitermachen«, bemerkte der Schweizer am anderen Ende der Leitung. Hella starrte auf ein Schriftstück in ihrer Hand, zögerte, dann: »Ach, da ist es ja. Entschuldigung, das hab ich in der Eile ganz übersehen. Wäre es in Ordnung, wenn ich es Ihnen mitbringe?«

»Eigentlich ist das nicht die übliche Vorgangsweise. Aber dann kommen Sie doch einfach in unser Zentrum, und die Kollegen besprechen das mit Ihnen im Detail. Die sind sowieso diejenigen, die Ihren Antrag auf Freitodhilfe letztendlich bewilligen können.«

»Natürlich, natürlich. Wenn ich gewusst hätte, wie kompliziert bürokratisch es ist zu sterben, hätte ich das bestimmt früher erledigt.« Sie lachte, ein schrilles Lachen, doch der Schweizer am anderen Ende der Leitung stimmte nicht mit ein.

»Nun, so witzig finde ich das jetzt nicht«, hörte Hella ihn schließlich sagen, und noch bevor sie beteuern konnte, wie ernst ihr die Sache tatsächlich war, verabschiedete er sich mit einem betont hochdeutschen »Auf Wiedersehen«.

»Danke und bis bald«, beeilte Hella sich zu sagen, doch ihr Telefon gab nur noch ein unverbindliches Doppelpiepsen von sich, bis Hella schließlich den roten Knopf auf der Tastatur fand. Schnell steckte sie die Papiere wieder in den Umschlag und machte sich gelöst zurück auf den Weg zum Auto.

»Dann mal weiter, sonst kommen wir ja nie an!«

Mit den Worten steckte Hella die Akte zurück in die Tasche, schnallte sich an, startete den Wagen und fuhr vom Rastplatz zurück auf die Autobahn.

»Was Wichtiges?«

»Nicht wirklich. Papierkram. Musst du dich in deinem Alter Gott sei Dank noch nicht mit herumschlagen«, sagte Hella und gab auf dem Beschleunigungsstreifen Gas.

WÜRDE

Hella hatte das Autoradio wieder eingeschaltet und sang mit einem Mal sichtlich gut gelaunt vor sich hin, klopfte mit den Fingern im Takt auf das Lenkrad. Dabei fiel ihr nicht auf, dass Juli neben ihr sonderbar still geworden war. Es war nicht allein der plötzliche Stimmungswandel ihrer Reisebegleiterin, sondern vielmehr der Anruf auf Hellas Handy, der ihr nicht entgangen war. Sie hatte die Telefonnummer mit Schweizer Ländervorwahl auf dem Display gut erkennen können und vor allem der Namen, unter welchem diese eingespeichert war.

Juli wusste, dass es sich bei Dignitas nicht um ein Urlaubsresort für Senioren handelte oder eine Makleragentur für altersgerechtes Wohnen mit Alpenblick. Ein paarmal hatte sie selbst deren Internetseite aus ganz eigenen Gründen aufgerufen. *Menschenwürdiges Leben – menschenwürdiges Sterben* versprach das Banner der Schweizer Organisation für Freitodhilfe. Ihr war recht schnell klar geworden, dass dies kein Weg für sie war.

»Du bist so ruhig«, bemerkte Hella neben ihr.

Juli zuckte mit den Schultern.

»Man muss ja nicht immer reden.«

»Das habe ich meiner Mutter auch immer gesagt.«

Hella setzte den Blinker.

»Ich tanke kurz. Soll ich dir was mitbringen? Chips oder ne Cola oder was ihr jungen Leute sonst so mögt?«

»Danke. Grad nicht.«

»Aber dann später nicht beschweren, wenn der kleine Hunger kommt«, scherzte Hella, während sie den Passat an einer Tanksäule zum Stehen brachte.

Juli beobachtete Hella, die aus dem Wagen stieg und dann den Tankrüssel in den Benzinstutzen fummelte. Während der Kraftstoff in das Fahrzeug schoss, vertrieb sich Hella die Zeit damit, mit einem Mercedes-Fahrer an der Zapfsäule ins Gespräch zu kommen. Juli hörte Hellas etwas zu lautes Lachen, beobachtete sie im Seitenspiegel, wie sie den Zapfhahn zurück in die Apparatur steckte und dann hinüber ins Gebäude spazierte.

Juli griff mit einer Hand hinter sich. Sie tastete nach dem Umschlag auf der Rückbank und zog ihn auf ihren Schoß, öffnete ihn und blätterte durch die Unterlagen. Unzählige Antragsformulare, Hellas Geburtsurkunde in Kopie und ihr Reisepass, ärztliche Gutachten und Befunde, die ihr eine unheilbare, bereits metastasierte Krebserkrankung in der Bauchspeicheldrüse diagnostizierten. Doch bei näherer Betrachtung fiel Juli auf, dass Hellas Name an einigen Stellen etwas schief war – so, als wäre er nachträglich erst eingesetzt worden.

Doch viel mehr bestätigte dies alles Julis Verdacht: Offensichtlich war Hellas geplantes Reiseziel das gleiche wie ihres, nur dass die gewählten Endstationen, eine Wildbrücke in Nordrhein-Westfalen und ein Sterbehospiz in Zürich, einige Hundert Kilometer auseinanderlagen.

Sie drehte den Kopf hinüber zur Tankstelle und konnte Hella sehen, die an der Kasse bezahlte und den Rückweg zum Wagen antrat. Schnell schob Juli die Papiere wieder in den Umschlag und steckte ihn zurück an seinen Platz. Und als Hella in den Wagen stieg, schaute Juli wie vorher auch gelangweilt aus dem Wagenfenster. Hella lachte sie an und warf eine Packung Choco Crossies auf ihren Schoß.

»Ich hab gedacht, die gibt es nicht mehr. Hab ich früher immer auf den Rider meiner Agentur gesetzt mit all den Sachen, die ich Backstage vor meinen Auftritten haben wollte. Und immer einen Kasten Bier. Das waren noch Zeiten.«

Juli starrte auf die Verpackung auf ihrem Schoß und schwieg. Ihre Gedanken rasten. Sie bemühte sich, Hella nicht anzuschauen, und verstaute ihr Mitbringsel in der Seitenablage. Als Hella neben ihr den Wagen startete und noch immer gut gelaunt zurück auf die Autobahn auffuhr, kam ihr alles nur noch verlogen vor. So legte Juli ihren Kopf zur Seite und schloss die Augen.

FEUER

»Ist das da vorne eine Tankstelle?« Hella beugte sich am Steuer vor und kniff leicht die Augen zusammen, als könne sie so durch die vom Nieselregen feuchte Windschutzscheibe tatsächlich irgendetwas besser erkennen. Als sie den Scheibenwischer einschaltete und dieser quietschend seine Arbeit aufnahm, hob neben ihr Juli den Kopf. Sie war so in Gedanken gewesen, dass sie nicht bemerkt hatte, dass sie schon vor einer guten Weile von der Autobahn abgefahren waren, um eine von einem havarierten Autotransporter verursachte Vollsperrung bei der Autobahnabfahrt *Zauberwald Fichtenau* zu umfahren, um nicht noch weitere fünf Stunden in einem sich kaum bewegenden Stau zu verbringen. So glitten sie nun im letzten Halblicht des Tages eine kurvige Landstraße entlang. Auf Hellas Frage hin registrierte aber auch Juli das orangegelbe Licht, das in einiger Entfernung die niedrig hängende Wolkendecke erhellte. Doch etwas daran war anders, dies sah nicht wirklich aus wie die Leuchtreklame einer Shell-Tankstelle, zu schnell wechselten die Farben von Orange zu Rot zu Weiß, flackerten mal hell, mal noch heller auf.

»Das ist keine Tankstelle«, sagte Juli plötzlich und setzte sich auf. »Da vorne brennt es!«

Während Juli das Fenster herunterkurbelte und ihren Kopf aus dem Beifahrerfenster streckte, um besser sehen zu können, legte Hella kommentarlos den Rückwärtsgang ein.

»Was soll das werden?«, fragte Juli.

Hella sah sich um und griff hinter Julis Kopfstütze.

»Na was wohl? Ich wende«, entgegnete Hella leidenschaftslos, »du hast doch gerade gesagt, da vorne brennt's.« Im ersten Moment war Juli viel zu überrascht, um etwas zu erwidern. Aber dann kam die Wut. Erst klein, eine Irritation, als würde nur ein winziges Detail hier nicht stimmen, eine Blase am Fuß, die am Anfang nur leicht unangenehm drückt, bis sie irgendwann alle Gedanken beherrscht und jeden weiteren Schritt unmöglich macht. Juli spürte eine haltlose Wut, die ihren ganzen Körper elektrisierte, und dann die Explosion.

»Stopp!«, brüllte sie, und als Hella nicht reagierte, schrie sie erneut, »hast du nicht gehört? Halt verdammt noch mal an!«

Da Hella sie nur irritiert anschaute, beschloss Juli zu handeln und zog an der Handbremse. Mit einem lauten Quietschen kam der Wagen ein wenig versetzt am Fahrbahnrand zum Stehen und der Motor erstarb.

»Sag mal, bist du übergeschnappt? Du kannst doch nicht einfach die Handbremse …!«

Mit voller Wucht trat Juli in einem Anflug von Zorn mit ihrem Turnschuh gegen das Handschuhfach. Es klappte nach unten und nun fielen Papiere, CD-Hüllen und Kaugummiverpackungen in den eh schon vermüllten Beifahrerfußraum. Hella blickte erschrocken in Julis Gesicht, die sie feindselig anschaute, die zitternden Hände zu Fäusten geballt, als wäre sie kurz davor zuzuschlagen.

Juli war dankbar für ihre Wut. Die nebulösen Gründe, warum alles furchtbar war, waren mit einem Mal fassbar und konsistent. Warum sich an eine Welt klammern, die bevölkert war von Feiglingen, die lieber den Rückwärtsgang einlegten, anstatt auch nur einen Gedanken an andere zu verschwenden. Diese automatisierte Abwesenheit von Empathie und Zivilcourage, die Weigerung, Mensch zu sein, machte Juli rasend. Die Depression tat ihr Übriges, um Julis Gefühlen eine fatalistische Note zu verleihen und jeglichen naiven Glauben an so etwas wie das Gute endgültig auszulöschen. Die Gründe, warum Menschen sich von Brücken stürzten, zu viele Schlaftabletten nahmen, auf Eisenbahnschienen auf den nächsten ICE warteten, waren so nachvollziehbar. Warum weitermachen wollen in einer Welt, in der es eigentlich niemanden interessierte, ob man weitermachte.

Und nun war Juli hier, in diesem rostigen Passat, irgendwo in der Pampa in Mittelfranken und überhaupt nicht da, wo sie geplant hatte, nämlich in einem aufgeräumten Krematorium in ihrer Kreisstadt bei Bielefeld, nein, noch dazu war ihre Fahrerin nicht nur eine soziopathische Ex-Schlagersängerin, sondern mit ihrem offensichtlichen Mangel an Empathie und Verantwortungsbewusstsein die beste Repräsentantin für alles, was Juli an der Menschheit hasste.

Während all diese Erkenntnisse gleichzeitig auf Juli einprasselten, während irgendwelche Neuronen rechthaberisch Nachrichten wie »Wusste ich's doch, Menschen sind kacke« durch die Rohrpost ihres Bewusstseins jagten, schälte sich eine Erkenntnis aus dem Chaos in ihrem Kopf heraus. Und so brach es endlich aus Juli hervor, zitternd zwar und etwas zu hastig, aber sehr klar:

»Da brennt's«, sie sah Hella wütend an, »und wenn es wo brennt, dreht man nicht einfach um. Dann ruft man die Feuerwehr oder«, sie holte kurz Luft, »man fährt hin und schaut, ob man irgendwie helfen kann.«

Hella war perplex und beim Anblick von Julis aufgebrachtem Gesicht dämmerte ihr, dass es wahrscheinlich nicht besonders klug war, Juli zu widersprechen. Das Verlangen nach Trotz war ihr als Pubertierende aus evolutionstechnischen und guten Gründen bleiern in die DNA gegossen, irgendwie muss man sich ja emanzipieren von der Elterngeneration, völlig egal, ob diese in der Steinzeit mit »Feueraufsicht« oder in der Neuzeit mit »staubsaugen« nervten. Dazu war Hella durchaus klar, dass Juli recht hatte. Und so, anstatt Juli irgendetwas zu entgegnen, starrte Hella nur auf den Scheibenwischer, der sich in einem nicht nachvollziehbaren Rhythmus mühte, die Windschutzscheibe des Passat weiter zu zerkratzen.

Krrrrrrch, quietschte der Scheibenwischer, und selbst darauf wusste Hella keine Antwort. Sie spürte den Blick der Teenagerin neben ihr, die auf eine Reaktion wartete, und Hella wusste auch, dass ihre Verweigerung dessen Juli nur noch frustrierter machte. *Krrrrcchhh,* mühsam bewegte sich der Wischer von der Fahrerseite nach rechts. Und weil Hella in diesem Moment absolut nichts Besseres einfiel, ahmte sie das Geräusch dümmlich nach, *»krrrrcchhh«*, und dann, nach fünf Sekunden, ahmte sie noch ein Geräusch nach: »Klick«, sagte sie, als Juli sich abschnallte. Dann drehte Hella den Kopf und beobachtete die Teenagerin, die aus dem Wagen stieg und die Tür heftig zuwarf.

Die Luft war kalt im Freien. Juli atmete tief ein, zog die Kapuze ihres Pullis über den Kopf und stapfte am Straßenrand in Richtung des Feuers.

»Bumm«, wiederholte Hella tumb, schaute verächtlich auf ihren müden Scheibenwischer, hinter dem nun unscharf eine mittelgroße Gestalt zu sehen war. Die Silhouette entfernte sich mit entschlossenem Schritt vom Wagen und löste sich langsam in der Dunkelheit auf. Dann war nichts mehr von ihr zu sehen, außer ein bisschen Licht, ein Feuer in der Ferne und ein altersschwacher Scheibenwischer, der sich seufzend auf den viel zu weiten Rückweg auf die Fahrerseite machte.

Etwa eine Minute saß Hella so da und lauschte dem verlässlich wiederkehrenden Kratzen der abgenutzten Scheibenwischer. Dann aber reichte ihr dieses Metronom für Arme nicht mehr. Sie drehte den Zündschlüssel, das Auto sprang ergeben an, und dann betätigte Hella das Fernlicht. Weil sie nachtblind war. Und, ganz vielleicht, um die trotzige Silhouette eines Teenagers am Straßenrand einer Landstraße in Mittelfranken besser zu erkennen.

FEHLALARM

Hella fuhr im Schritttempo neben Juli her. Sie beugte sich über den Beifahrersitz, um das Fenster herunterzukurbeln, der Wagen schlingerte.

»Pass doch auf, du überfährst mich gleich«, fuhr Juli sie an.

»Das hättest du wohl gern«, giftete Hella zurück, obwohl sie sich eigentlich vorgenommen hatte, ruhig und vernünftig mit Juli zu reden.

Doch Juli schüttelte nur wütend den Kopf, murmelte leise etwas vor sich hin und reagierte nicht auf Hellas Provokation.

Und während sie stur geradeaus ging, das allmählich größer werdende Feuer kurz vor dem Horizont fest im Blick und den Passat, der neben ihr herrollte, noch fester ignorierend, war Juli vielleicht zum ersten Mal genau das, was ihr Geburtsdatum behauptete: ein Teenager, der schlicht frustriert von der Ignoranz der Erwachsenen war.

»Komm. Steig wieder ein.« Hella sah kurz nach rechts zu Juli, die trotzig und reaktionslos einfach weitermarschierte.

»Einsteigen!« Hella sprach laut, vielleicht um sicherzugehen, dass diese Jugendliche tatsächlich nicht schwerhörig, sondern schlicht starrsinnig war.

»Macht dir das Spaß, die Straße entlangzuspazieren?

Steig ein, dann fahren wir zusammen hin und schauen nach, was da los ist.«

Juli wusste sehr wohl, dass sie gerade aus reiner Bockigkeit weiterlief, konnte sich aber nicht dazu durchringen nachzugeben.

Und so fuhr Hella mit Schrittgeschwindigkeit neben Juli her, warf immer wieder einen Blick aus dem Beifahrerfenster.

So schob sich die kleine Parade weiter durch die anbrechende Nacht in Richtung des Feuers, das nun kein Flackern in der Ferne mehr war, sondern dessen meterhohe Flammen sich mittlerweile scharf gegen den Nachthimmel abzeichneten.

»Eine Frage«, rief Hella in Richtung Straße, »erklär mir mal eines: Wie genau hilfst du gerade mehr, als wenn wir einfach gewendet wären? Du kannst nicht mal die Feuerwehr anrufen, weil dein Handy leer ist.«

Juli lief weiter, widerstand dem Impuls, in Richtung Hella zu schauen. Natürlich war es bescheuert, was sie gerade machte. Aber noch bescheuerter würde sie sich fühlen, wenn sie wieder zu Hella ins Auto klettern würde.

»Wenn du einsteigen würdest«, fuhr Hella fort, »könnten wir in zwei Minuten beim Feuer sein und sehen, was da los ist. Stattdessen stapfst du idiotisch eine Straße lang, nur um mit deinem Gang nach Canossa oder«, Hella versuchte das gelbe Ortsschild am Fahrbahnrand zu entziffern, »nach *Schlupfloch* zu beweisen, dass du mir irgendwie moralisch überlegen bist.«

Sie wartete kurz, ob Juli dem irgendwas zu entgegnen hatte, und fuhr dann fort: »Was ist denn bitte so schlimm daran, von einem Feuer wegzufahren. Als ob es irgendwas geändert hätte, wenn wir mit achtzig durch den Ort gebrettert wären, nur um dann genauso ratlos das Feuer aus nächster Nähe zu sehen. Wir beide sind doch kein Feuerwehrtrupp.«

Wieder antwortete Juli nicht.

»Ich meine«, sagte Hella, »es ist ein FEUER. Nicht irgendein hungriger Obdachloser, dem wir ein Brötchen schenken können. So ein Feuer wird echt sehr selten übersehen. Ich wette, dass die Feuerwehr eh schon lange da ist.«

Damit, fand zumindest Hella, war eigentlich alles gesagt. Es gab keinen vernünftigen Grund mehr für dieses Mädchen, weiter die Straße entlangzumarschieren. »Nicht Schlupfloch«, sagte Hella plötzlich, mehr zu sich selbst, als ihr seltsamer Konvoi das Ortsschild passierte. »Schopfloch! Irgendwie sagt mir der Name was.«

Juli bemühte sich derweil, mit schwindendem Erfolg, sich auf nichts zu konzentrieren als auf den nächsten und den übernächsten Schritt. Krampfhaft bemühte sie sich, Hellas Worte auszublenden, die sowieso keinen Sinn ergaben. Hella, die sie sowieso nicht verstand. Als würde sie hier langstapfen, um irgendein Feuer zu löschen. Sie lief hier lang, weil es keine Alternative zum Nicht-hier-lang-Laufen gab beziehungsweise die aktuell einzige Alternative der versiffte Innenraum eines Passat mit verlogener Fahrerin war.

»Vielleicht«, hörte sie Hellas Stimme, »vielleicht sollte man, wenn man jung und gesund ist, auch eher Feuer meiden anstatt wie ein Lemming draufzuzulaufen. Du legst es vielleicht nicht darauf an, möglichst lange unter den Lebenden zu weilen, aber manche von uns«, sie zog eine Braue hoch, »manche von uns leben halt noch ganz gern. Und das ist kein Verbrechen!«

Juli wurde immer wütender. Gerne leben, genau. Als ob die alte Frau mit der heiseren Stimme, die einsam eine Autobahn entlangfuhr und fremde Teenager mitnahm, ein leuchtendes Beispiel dafür wäre, wie schön das Leben sei. Als ob Juli nicht genau wusste, dass Hellas Ziel genau das gleiche wie ihres war, auch wenn es siebenhundert Kilometer weiter südlich lag.

»Deine Dickköpfigkeit«, Hella erhob ihre Stimme, »ist fast genauso bescheuert, wie mit fünfzehn sterben zu wollen. Was ist los mit dir?«, mittlerweile hatte Hellas Stimme einen ätzenden, verbitterten Unterton angenommen, *»Ist das Leben so gemein zu dir?«*

»Halt die Fresse!« Juli war selbst überrascht von ihrer Heftigkeit, gleichzeitig beflügelte die Festigkeit ihrer Stimme sie, kein Stottern, keine Scham, nur blanke Wut.

»Halt die Fresse, halt die Fresse, halt einfach deine Fresse«, sagte Juli, wieder und wieder und wieder, als würde die pure Wiederholung ihren Worten Nachdruck verleihen.

Erschrocken über Julis Ausbruch vergaß Hella, Gas zu geben, und würgte den Motor ab. Das Auto kam jäh zum Stillstand. Aber Juli war noch lange nicht fertig.

»Dass du dich traust, mir mit diesem Carpe-diem-Scheiß zu kommen.« Julis Stimme überschlug sich vor Wut. Sie holte tief Luft, um zu ihrem letzten Schlag auszuholen: »Als ob du nicht genauso enttäuscht und frustriert bist wie ich. Urlaub in der Schweiz, ja klar, du bist so voll von Bullshit und mich dann belehren, wie toll und lebenswert das Leben ist, und parallel mit einem Typen von der Sterbehilfe in der Schweiz telefonieren.«

Hella fühlte sich, als hätte ihr jemand in den Bauch geschlagen, doch Juli machte weiter.

»Ich hab die Akte gesehen. Du hast doch selbst keine Lust mehr auf dieses scheiß Herumgelebe. Wenn ich pubertär bin, okay, alles klar, aber du bist einfach nur verlogen.« Sie wollte gerade fortfahren, als sie einen fröhlich winkenden Mann sah, in grüner Uniform und gelber Warnweste, der vor dem Passat stand und einen Papppfeil in der Hand hielt.

»Stopp«, sagte er und wedelte mit seinem Pfeil nach links, »macht eins fünfzig für Premium.« Dann hob der Platzanweiser in blauer Uniform entschuldigend die Schultern. »Weil die Fünfzig-Cent-Wiese vom Kroll-Fiedler-Bauer ist schon voll, also haben Sie nicht so richtig ne Wahl.«

»Wir wollten eigentlich nur mal nach dem Feuer fragen.« Hella versuchte, das Fahrerfenster herunterzukurbeln. Irgendwas klemmte. Der Mann in der gelben Sicherheitsweste trat einen Schritt auf den Wagen zu, warf einen Blick auf die Seniorin auf dem Fahrersitz und fuhr bewusst langsam und etwas lauter als zuvor fort: »Feuer habe ich keines. Hab mir das Rauchen abgewöhnt, schon vor Jahren. Hypnose, hat bei mir super geholfen.«

Hella schüttelte den Kopf, deutete an dem Mann vorbei nach vorne.

»Ich meinte da vorne.«

»Ach, das gehört zum Fest der Jugendfeuerwehr. Da müssen Sie hier parken.«

»Hast du gehört? Jugendfeuerwehr«, schrie Hella zu Juli, die immer noch neben dem Wagen stand, »hab ich doch gesagt, dass das kein schlimmes Feuer ist.«

Dann wandte sie sich wieder an den Platzanweiser: »Danke schön, aber wir wollen nicht parken, wir sind nur auf Durchfahrt.«

»Durchfahren können Sie aber erst wieder um elf. So lang ist alles gesperrt.«

»Na super.« Hella drehte den Kopf zu Juli, doch die war schon weitergelaufen. Verunsichert blickte Hella ihr nach, nicht sicher, was sie jetzt tun sollte.

»Wenn Sie also so freundlich wären, macht eins fünfzig.«

Hastig klaubte Hella ein Zweieurostück aus ihrem Portemonnaie, schob es dem Platzanweiser durch den Fensterspalt.

»Warum heißt das eigentlich Premium? Gibt's da irgendwas umsonst?«

Der Mann lachte höflich: »Da müssen Sie nicht über die Straße. Und vielleicht auch, weil da weniger Matsch ist.« Hella nickte, als würde diese Information irgendeinen Sinn ergeben. Weniger Matsch, das hieß Premium in diesem seltsamen Jahrtausend.

Hinter Hella stand bereits ein weiterer Wagen, der sie hupend dazu nötigte, links auf die Wiese zu fahren. Also startete Hella den Wagen, legte den Gang ein und mit einem Sprung setzte sich der Passat in Bewegung. Der Platzanweiser sprang zurück.

»Hoppla«, sagte er nur freundlich. Seine gute Laune ließ sich von Hellas versuchter Körperverletzung nicht trüben, die das Fahrzeug auf der Wiese neben einem tiefergelegten Audi abstellte, auf dem ein Aufkleber mit der Aufschrift »Heul leiser, Greta« prangte.

Juli lief auf das Feuer zu, weiter in Richtung der Scheißflammen, die sich als Übungsprojekt einer beschissenen Jugendfeuerwehr in einem unendlich blöden Kaff in einem unfassbar egalem Nirgendwo mit Marktplatz entpuppte. Das Feuer war nun keine Aufforderung zur Zivilcourage mehr, sondern schien sie auszulachen: gehässige orangegelbe Zungen, die aggressiv harmlos das Stockbrot irgendwelcher Grundschüler rösteten. Daneben lungerten ein paar Jugendfeuerwehrjugendliche und schauten ab und an demonstrativ auf ihre Einsatzpiepser, die so absolut gar nichts von sich gaben.

GANZ OBEN

»Und ihr kriegt echt nicht mal Geld dafür?«, hörte Juli eine Stimme neben sich sagen. Sie drehte sich um und sah ein Mädchen, das missmutig auf seinem Handybildschirm herumdrückte und dann in Richtung eines dünnen Jungen mit strähnigen Haaren sagte: »Warte kurz, ich muss schauen, ob das Ding den Scheiß aufnimmt.«

Der blasse Junge schaute unsicher in Richtung des Feuers und trat von einem Bein aufs andere.

»So, jetzt geht's, noch mal.« Zufrieden betrachtete sie den ihrer Stimme folgsam nachtanzenden roten Graph ihrer Diktier-App.

Ohne ihrem Interviewpartner weiter Beachtung zu schenken, fuhr sie mit sarkastisch professioneller Stimme fort: »Liebe Hörerinnen und Hörer unseres geliebten Lokalsenders, *Grüß Gott*. Ich bin Ihre Reporterin Lucija Baum, und im Gegensatz zu unserer freiwilligen Feuerwehr berichte ich hier sehr unfreiwillig für mein Schulpraktikum über das Festzelt des Feuerwehrfests in … na ja, Schopfloch, wo auch fucking sonst. Ich stehe hier mit«, sie warf einen kurzen fragenden Blick in Richtung ihres Gesprächspartners, »Olaf? Ole? Oliver?« Ihr Interviewpartner schüttelte stumm den Kopf. Völlig unbeeindruckt davon fuhr Lucija fort: »einem der vielen jungen, ehrenamtlich engagierten Mitglieder unserer freiwilligen Feuerwehr.« Sie richtete sich an den Jungen, ihr Blick streifte Juli.

»Olaf, was hast du ganz persönlich eigentlich gegen Feuer?« Der Junge, der nicht Olaf hieß, zuckte mit den Schultern und wusste nicht, was er sagen sollte. Lucija sah ihn fordernd an.

»Ähm, nix an sich, nur ... ich kann jetzt nicht, ich hab eigentlich Würstchendienst«, murmelte der Junge, bevor er mit schuldbewusstem Blick in Richtung des Grillplatzes verschwand.

»Interview Ende«, sagte Lucija noch in ihr Handy, dann wendete sie sich in Richtung des weißen Partyzeltes. Dabei stolperte sie über die Holzbretter, die auf dem matschigen Boden ausgelegt waren, und riss Juli im Sturz mit zu Boden.

Obwohl sie keine Schuld traf, entschuldigte sich Juli reflexhaft bei dem schlaksigen Mädchen. Dieses reagierte nicht und suchte den Boden nach irgendetwas ab. Juli sah ein Handy im Matsch neben den Brettern, hob es auf und reichte es Lucija.

»Das ist, glaube ich, deins«, sagte sie und klopfte sich den Dreck von der Hose.

»Ah, danke«, antwortete diese fahrig, wischte mit dem Jackenärmel über den Bildschirm und verschwand dann im Festzelt. Einmal drehte sie noch den Kopf zu dem Mädchen mit dem Pflaster auf der Wange und dem schwarzen Kapuzenpulli, das draußen zurückblieb. Lucija war sich ziemlich sicher, dass sie nicht von hier kommen konnte, ziemlich sicher, sie noch nie gesehen zu haben, und plötzlich sehr sicher, dass sich das ändern musste. Wer weiß, wie viele Jahre vergehen würden, bis sich das nächste Mal jemand Fremdes in ihrem Alter in dieses Nest verirrte.

RUHM UND RESTE

Im Inneren des Festzeltes stand Hella und versuchte Juli in der Menge auszumachen. Nicht etwa, um auf sie zuzugehen, ihr war klar, dass sie ihr Raum geben musste, um runterzukommen, wenigstens aber, um zu wissen, dass sie da war. Ah, sie sah sie am Eingang und sie schien sich mit einem Mädchen angefreundet zu haben, gut, dachte Hella beruhigt. Ihr Blick wanderte weiter in Richtung Bühne, eine wenig vertrauenerweckende Sperrholzkonstruktion, in deren Mitte ein mit Glitterfolie bespannter Tapeziertisch als DJ-Pult diente, aggressiv vom 500-Watt-Licht eines Arbeitsscheinwerfers beleuchtet. In nichts sind Dörfer besser, als aus der Not eine Tugend zu machen, dachte Hella. So provisorisch wie rührend verwandelte die grelle Beleuchtung den pickligen jungen Mann, der hinter dem Laptop am Pult stand, zu einem DJ, dessen Künstlernamen ein Plakat hinter ihm verriet: »DJ Krassomat«. Seine undankbare Aufgabe bestand an diesem Abend darin, eine Playlist zu kreieren, die Neue-Deutsche-Welle-Hits (für die Älteren) mit Raptracks aus den Zehnerjahren (für die hoffnungsvolle Jugend) versöhnte. Ein Anspruch, an dem er nur scheitern konnte und sich schließlich ergeben für Ersteres entschieden hatte.

Hella stand einige Minuten nur da und staunte über die

Songauswahl. Jeden Einzelnen kannte sie, und mit jedem Lied stürmten mehr Menschen in ihrem Alter die Tanzfläche. In einer mittelfränkischen Kleinstadt setzen sich eben kein TikTok, keine Trends durch. Die Alten waren geblieben und die Jungen weggezogen oder wurden schnell genauso alt wie ihre Väter.

Die Lieder bedeuteten für die meisten Besucher des Feuerwehrfests entweder gar nichts oder Nostalgie, eng verklebt mit einer vagen Erinnerung, Tanzen im Heustadl, ein erster Kuss, Grund genug zum Mitschunkeln. Schön, dachte Hella, als sie die tanzenden Menschen sah, und vergaß für einen Moment den Stress der letzten Stunden und den Streit mit Juli.

Doch plötzlich wurde sie aus ihrer inneren und so vertrauten Lethargie geschleudert. Ein schlaffer Händedruck eines dicklichen älteren Herrn, der sie höflich über den Lärm hinweg brüllend fragte, ob sie nicht Lust auf ein Glas Sekt hätte, es sei ja so eine überraschende Ehre, dass sie, Hella Licht, zum Jubiläumstag der Jugendfeuerwehr Schopfloch erschienen sei. Schließlich habe er, rief er, schon mehrmals bei ihrem Management angefragt, ob Hella nicht hier auftreten könne. Hella war überrumpelt, sie wusste von keiner Anfrage und hatte den Mann noch nie gesehen.

Die Wahrheit war, dass Hellas »Management« ihr die Anfrage nicht mal weitergeleitet hatte, weil sie kaum noch auf Anrufe reagierte und so etwas Modernes wie E-Mails grundsätzlich ablehnte. Mittlerweile kümmerte sich die Agentur lieber um vierzehnjährige Influencerinnen, die ihren Goji-Beeren-Porridge in ihre Handykamera hielten und viel lachten.

»Gestatten, Plaschker. Ich bin hier der Bürgermeister«, stellte der Mann sich mit gewichtiger Stimme vor und fügte etwas legerer hinzu, »Sie können aber Ralf zu mir sagen. Bin ein Riesenfan von Ihnen!« Dann lachte er etwas verlegen. Hella drehte den Kopf und lächelte, breit, einladend, und war für den Bruchteil einer sehr kleinen Zeiteinheit von sich selbst überrascht. Überrascht von ihrer Freude. Überrascht auch darüber, dass sie hier, in diesem Schlupfloch in der Pampa, erkannt wurde.

Das Leben ist kurz, dachte sie nicht, Glück kommt manchmal in der Person eines Bürgermeisters daher, dachte sie nicht, ich muss mich dringend um meine suizidale junge Freundin kümmern, dachte sie nicht, und vor allem dachte sie zu keiner Zeit: Dies ist ein guter Moment, um sich zurückzuhalten und ein zweites Glas Sekt abzulehnen.

Stattdessen dachte sie wenig, als Ralf, immerhin der Bürgermeister, ihr nachschenkte und dabei jedes Mal betonte, dass sie natürlich eingeladen sei. In ihrer Linken hielt sie den Sekt, mit der Rechten schüttelte sie ein Meer an Händen.

Hellas Soundtrack des Abends lieferte trotz allem Bemühen des DJs nicht etwa die Musik, sondern die sonore

Stimme des Bürgermeisters, der – mit vom Alkohol oder seiner eigenen Begeisterung bekräftigter Lautstärke – Hella der hiesigen Dorfprominenz vorstellte, mit jedem Händeschütteln etwas vertrauter, etwas persönlicher, als sei Hella eine alte Bekannte. Uneingeschränkte Aufmerksamkeit, für Hella war es ein Revival alter Zeiten, auf irgendwelchen Tourneen in Städten, deren Namen sie sich nicht merken konnte, weil Orte egal sind, wenn die Stimmung gut ist. Einige Sektgläser später entschuldigte sich Ralf und kletterte auf die Bühne. Durch wildes Winken gab er seinem Sohn zu verstehen, dass er den Sound leiser machen sollte, und nachdem Ralf die Aufmerksamkeit des gesamten Festzelts auf sich ruhen spürte, brüllte er in das übersteuernde Mikrofon: »Schopfloch ist geil, unsere Feuerwehr ist geil, aber wisst ihr, was am geilsten ist??«

Sein sechzehnjähriger Neffe Mirko, der an diesem Tag den Beleuchter spielte, richtete auf das hektische Winken seines Onkels hin den Kegel des einzigen Bühnenscheinwerfers auf Hella. Und der Bürgermeister fuhr fort: »Wir kennen sie alle und nun ist sie tatsächlich hier: Hellaaaaa Liiiiicht!« Er wankte kurz und fixierte dann, um die Balance zu halten, einen Zuschauer in der ersten Reihe, ein Trick, den jeder Alkoholiker kennt. »Hella, die unser Frank, damals mein Mitschüler« – Mirkos Lichtkegel suchte das Publikum nach Frank ab, ergebnislos – »der also damals, als Hellas größter Fan, ihr eine Einladung zum Abiball schickte, die dann zu unser aller Bedauern«, er wandte sich an Hella, »damals nicht kam, weil sie mit ihrem Durchbruch in den USA beschäftigt war. Aber jetzt ist sie mit achtunddreißig Jahren Verspätung der Einladung unserer Gemeinde gefolgt und ist nun, live und in echt, hier für uns! Komm auf die Bühne zu mir, liebe Hella!«

Das Festzelt tobte, als Hella ihr Sektglas auf der Theke abstellte und dann die Bühne betrat. Manche, weil sie sich tatsächlich an Hellas Hits erinnerten, manche, weil sie betrunken waren, und manche, weil halt andere betrunken waren und Jubeln Spaß machte.

Hella war nicht auf einen Auftritt vorbereitet. Als sie das mit den Jahren unvertraut gewordene Licht des Spotlights traf, wendete sie sich zu dem Bürgermeister neben ihr, der seinen Arm um sie legte und Hella breit angrinste.

»Megagut, oder?«, schrie dieser in ihre Richtung, und Hella nickte, weil alles andere ihr unangemessen vorkam.

Ralf schrie weiter in ihre Richtung: »Das ist der CSNDICE LED-Scheinwerfer Hochleistungs-Super-Bright 9000 MA 6000 LUMENS CREE!«, rief er in ihre Richtung, die Augen im viel zu hellen Licht zu zwei Schlitzen verengt. »Mein Neffe bedient hier zwar gerade die Beleuchtung, aber eigentlich ist das mein Set, ein Hobby quasi. Im Taschenlampen-Forum im Internet bin ich damit vom Lumy zum Flashoholic aufgestiegen. Aber egal, jetzt geht's ja um dich!!«

Irgendjemand hielt Hella vom Rand der Bühne ein obszön großes Glas Bier entgegen, sie griff danach und nickte dankbar in die Richtung des anonymen Spenders. Sie nahm einen großen Schluck, dann noch drei, dann leerte sie das Glas in einem Zug. Es wurde still. Viel zu still. Da war kein Playback, kein Gitarrenintro, das ihr einzählte, ab wann sie mit »Ende in Sicht« einsteigen musste. Stattdessen: ein DJ, der einen Song über einen goldenen Reiter abrupt abwürgte, um dann erwartungsvoll Richtung Hella zu starren, die in den unbarmherzigen 500 Watt des Scheinwerfers stand, in viel zu hellem Licht und vor viel zu hohen Erwartungen. Und unter ihr die Gesichter der Schopflocher, die noch aufdringlicher als das Spotlight auf sie gerichtet waren.

Stille, bis auf das leise Übersteuern des Mikros, das ihr Ralf in die Hand gedrückt hatte. Ihre Gedanken rasten.

»Sing *Hella wirds nicht*!!!!«, hörte sie jemanden von weiter hinten rufen.

Hella spürte, wie ihre Beine leicht zitterten. Noch nie hatte sie einen ihrer Hits ohne musikalische Begleitung gesungen, sie war sich nicht mal sicher, ob sie noch Töne treffen würde. Aber war sie nicht ohnehin schon seit gut vierhundertzwanzig Kilometern auf dem Weg zu »eh egal?«. Was sollte es noch für eine Rolle spielen, wenn sie, etwas zu betrunken, dieses eine Lied sang, den einzigen von ihr geschriebenen Song? Darin war sie zumindest textsicher, Tausende Male hatte sie ihren erfolgreichsten Hit gesungen. Das Publikum wurde merklich unruhiger. Was sollte groß passieren? Dass der Bürgermeister von Schopfloch was Abfälliges in der Gemeindezeitung schrieb? Und trotzdem suchte Hella das Publikum nach dem bekannten, unendlich enervierenden Gesicht dieser Fünfzehnjährigen ab. Hella fand sie nicht im Publikum. Ach, der würde es schon gut gehen, dachte sie und holte Luft.

Juli saß unterdessen am Rand des Feuers vor dem Zelt, stierte in die Flammen, war etwas ruhiger geworden und dachte an gar nichts. Und wenn sie doch, aus Versehen, kurz an Alternativlosigkeit etwa oder ihren Vater dachte, griff sie nach einem der Holzscheite neben sich und schmiss ihn in die Glut. Dort, wo das halb trockene Holz erst knisternd protestierte, bevor es sich dann den hellorangen Feuerzungen ergab.

Wer in Flammen starrt, nicht weiß wohin und mit einer unberechenbaren älteren Frau ins Unbestimmte reist, hat einen Vorteil: Er stellt keine besonders großen Erwartungen mehr an die nahe Zukunft. Juli hatte, wahrscheinlich viel früher, als ein junger Mensch das tun sollte, einen Friedenspakt mit ihren eigenen Erwartungen geschlossen. Sie hatte sie schlicht aufgegeben, was der beste Weg war, um nicht enttäuscht zu werden, und ihre Haltung bestätigte, dass jegliche Bemühung sinnlos war. Dass man sich allen Aufwand und Begeisterung sparen konnte. Dass Aufgeben zumindest einen Vorteil hatte: Man konnte ausschlafen. Und das reichte einer Juli, die mit zwölf schon so erschöpft von einer unaufgeräumten Wohnung war, und einem Vater, der immer traurig schien, egal was sie tat, ihm ein Bild malen, gute Noten, nichts schien ihn je richtig glücklich zu machen, obwohl er sich immer bedankte und zu einem wenig überzeugenden Lächeln zwang.

»Willst du vielleicht was trinken?« Juli schreckte auf und sah nach links, wo sie die Stimme vermutete. Niemand. Dann sah sie nach rechts und blickte direkt in das grinsende Gesicht des Mädchens von vorher. Das Mädchen, das sie angerempelt hatte und dem die linke Augenbraue komplett fehlte und das sie nun mit wachem Blick direkt ansah. Die fehlende Symmetrie wirkte auf Juli wenig vertrauenerweckend, Lucija sah aus wie die attraktive, aber völlig geisteskranke Antiheldin eines Marvel-Films.

»Ältester Trick ever«, feixte das fremde Mädchen und wiederholte die Geste, die Juli aus dem Konzept gebracht hatte. »Verunsicherung!«

Als Juli nicht reagierte, sondern nur weiter in die Flammen schaute, versuchte es das Mädchen noch mal.

»Warst du schon einmal auf einem Kranwagen?« Das Gesicht des Mädchens flackerte im Licht des Feuers. Die Flammen malten Schatten auf ihr Gesicht, in Sekundenbruchteilen schien sich ihr Gesicht zu verändern, wirkte mal katzenhaft, dann wieder weich.

Dann folgte Julis Blick dem ausgestreckten Arm der Fremden, die mit der Linken auf das Feuerwehrauto deutete.

Juli war viel, zum Beispiel lebensmüde, aber sie war immerhin noch nicht lebensmüde genug, um der Aluleiter, die sich keine zwei Meter von ihr in Richtung Unendlichkeit streckte, zu vertrauen.

»Ich hab Höhenangst«, brachte Juli hervor, denn schließlich war dies das 21. Jahrhundert. Überforderungen, Phobien und Ängste wurden mittlerweile von Schulpsychologen sehr ernst genommen. Und wenn Schulpsychologen schon dazu in der Lage waren, auf Julis Phobien Rücksicht zu nehmen, sollte dies einem Mädchen, das ein paar Jahre älter war und eine Augenbraue weniger hatte als Juli, wohl auch nicht allzu schwer fallen.

»Kennst du bestimmt, wenn man nicht so gut mit Höhen kann«, schob sie noch nach, »deswegen will ich das halt nicht.«

Doch anstatt, wie von Juli intendiert, verständnisvoll zu nicken, lachte Lucija nur.

»Angst? Ist doch bescheuert. Angst und ich, wir kennen uns nicht persönlich, nur über Bekannte«, und mit den Worten sprang sie auf, grinste noch ein überlegenes Mal, »komm wenigstens kurz mit, du sitzt doch eh nur hier rum.«

Weil Juli dazu nicht wirklich ein Gegenargument einfiel, griff sie nach der Hand, die ihr Lucija entgegenstreckte, und folgte ihr bis zum Feuerwehrauto.

»Komm, wir müssen ja nicht bis ganz nach oben.« Lucija kletterte vor ihr die Stufen zum Fahrzeugdach hoch, auf einen Vorsprung. Juli fühlte sich blöd dabei, einfach herumzustehen, und folgte ihr schließlich zögerlich.

»Das hier«, erklärte Lucija, als Juli neben ihr stand, »ist ein sogenanntes Hubrettungsfahrzeug.« Sie deutete auf die Leiter neben ihr, die sich in einem mutigen Winkel dem Nachthimmel Mittelfrankens entgegenreckte: »Und das hier ist die hydraulische Plattform. Die geht bis zwanzig Meter, was«, sie lachte, »ungefähr so weit weg ist, wie ich jemals aus diesem Scheißkaff herausgekommen bin.«

Dann schwieg das Mädchen und starrte in den Himmel. Juli wusste nichts mit sich anzufangen und beschäftigte sich damit, die Tatsache zu ignorieren, dass sie sich mittlerweile neben einer Fremden auf dem Dach eines Löschfahrzeugs befand, weit weg vom Himmel, aber noch viel weiter entfernt von ihrem Zuhause, Lichtjahre entfernt von allem Gewohnten.

Plötzlich setzte sich der Boden in Bewegung, und das Mädchen neben ihr lachte, »jetzt hauen wir von dieser Scheißparty ab«, während sich die Plattform mit den beiden Mädchen höher und höher bewegte.

Einige Sekunden, vielleicht waren es Minuten, auf die Zeit war kein Verlass mehr, verstrichen. Juli starrte auf den Boden, fixierte dann einen Punkt am Horizont, all die Tricks, die gegen Höhenangst helfen sollten. Plötzlich fühlte sie etwas Warmes in ihrer linken Hand, Juli erschrak, das Mädchen ihr gegenüber, keine zehn Zentimeter entfernt, sah sie direkt und aufmunternd an, und drückte ihre Hand. Instinktiv wollte Juli ihre Hand wegziehen, sie schämte sich für ihre schweißnassen Handinnenflächen, aber erstaunlicherweise schien dies Lucija nicht zu stören, im Gegenteil, sie lächelte Juli ermunternd an.

»Ich heiße übrigens Lucija«, sagte Lucija.

»Ich weiß«, sagte Juli und lächelte zurück.

»Schön hier«, sagte Lucija und ergänzte: »Also mit dir hier, nicht das Kaff an sich.«

Und dann passierte etwas absolut Unglaubliches: Juli spürte, wie Lucija einen Arm um sie legte und sie, als wäre es das Normalste der Welt, fest an sich zog und nicht losließ. Ganz so, als gäbe es doch irgendetwas an ihr, was in diesem Moment liebenswert schien.

SPOTLIGHT

Hella sang. Zum ersten Mal seit langer Zeit, und noch länger war es her, dass sie genau diesen Hit, ihren Durchbruch, angestimmt hatte:

Wenn du denkst, es geht nicht mehr,
Hast du damit leider recht,
Es kommt nicht plötzlich ein Lichtlein daher,
Und heller, heller wirds von alleine nicht.

Im Licht des Scheinwerfers existierte Hella nur im Moment. Und der war gut. Vor ihr johlten sturzbetrunkene Mitglieder der freiwilligen Feuerwehr ihren Liedtext mit und prosteten ihr dabei zu. Hella sang. Irgendjemand reichte ihr Drinks, und wenn ein Lied zu Ende war, stürzte sie das Getränk herunter und stimmte den nächsten Song an.

Dann übersteuerte plötzlich das Mikro. Der DJ zuckte nur entschuldigend mit den Schultern, bevor er sich zurücklehnte und sein Bier mit einem Feuerzeug öffnete. Vielleicht war es diese demonstrative Nichtbeachtung, das grell unangenehme Licht des Scheinwerfers, das ihr die Schweißperlen auf die Stirn trieb, vielleicht auch die zwei oder drei oder egal wie vielen Gläser Rotkäppchen zu viel die ihr vor und auch während ihres Auftritts aufgenötigt wurden. Der Boden schwankte gefährlich, wie so oft in ihrer Karriere, und wie immer war es zu spät: Sie hatte nun mal angefangen zu singen, und, das wusste sie mit einer Bestimmtheit, die sich so brandneu wie seltsam vertraut anfühlte, sie würde alles daransetzen, ihren Auftritt einigermaßen würdevoll zu Ende zu bringen. Ihr Mikrofon schien da anderer Meinung zu sein und verweigerte mit einem Mal komplett seinen Dienst, blinkte nur noch rot vor sich hin. Akku leer, niemand hörte Hellas Stimme mehr, außer Hella, doch auch das war ihr jetzt vollkommen gleichgültig. Sie schloss die Augen und sang weiter.

Hella hatte in ihrer Laufbahn aus den unterschiedlichsten Gründen gesungen: Aus Ehrgeiz, um sich selbst etwas zu beweisen. Aus Enttäuschung, aus Liebeskummer. Der Gesang versetzte sie in einen Rausch aus reiner Euphorie. Später, als sie erfolgreicher wurde, sang sie immer mehr aus Verpflichtung. Und immer seltener aus purer Freude am Singen. Diese war ihr verloren gegangen, verschütt gegangen irgendwo zwischen der ersten Schulchorprobe und dem zweiten Plattenvertrag.

Doch nun auf der Bühne im Scheinwerferlicht war mit einem Mal alles so, als wäre keine Zeit vergangen. Sie als junge Frau zum ersten Mal auf einer Bühne, die jubelnde Menge, sie nahm sie gar nicht mehr wahr, sie waren egal. Denn alles, was von Bedeutung war, waren sie und ihr Gesang, die Musik, die jegliche Realität um sie herum einfach auflöste wie eine Aspirin den Weinkonsum vom Vorabend.

»Ey, mach mal ›Dein Body is ne Party‹«, grölte ein Feuerwehrmann, der sich auf den Tresen stützte. Hella hörte auf zu singen, und dann überrollte sie die Scham wie eine Lawine, das Mikrofon hielt sie so angeekelt wie einen toten Fisch von sich.

ÜBERWINDUNG

»Ich heiße Juli«, sagte Juli.

»Schöner Name«, sagte Lucija und zog Juli noch etwas fester an sich:

»Meistens haben schöne Menschen eher so mittelmäßige Namen. Aber Juli ist schön. Richtig schön. Ju-Li. Juuuu-Liiii. Den Namen kann man sogar jubeln! Aber das hast du bestimmt schon oft gemacht.« Juli wollte gerade entgegnen, dass sie selbst für eine Million ganz sicher nicht ihren eigenen Namen jubeln würde, da beugte sich Lucija schon nach vorne und brüllte in die Nacht: »HALLE-JULI-A!«

Manchmal, sehr selten, ein oder, wenn man Glück hat, ein paar Mal im Leben, gibt es Momente, die komplett frei von Zweifeln und Entscheidungen und Ähnlichem sind. Manchmal, sehr selten, oder wenn man Glück hat, einige Male im Leben, trifft man jemanden, der plötzlich viel mehr als »jemand« wird. Der, ohne dass man dem je zugestimmt hat, innerhalb von Sekunden zu so etwas wie »allem« wird. Ein Mensch, der einen alles vergessen lässt, oder, ganz einfach gesagt: dessen Existenz einen spontan komplett verblöden lässt.

Dies alles passierte Juli gerade nicht. Ihr war egal, wer dieses Mädchen war, aber sie wollte einfach nicht, dass dieser Moment so schnell aufhörte. Sie wollte weiter abwechselnd in den Himmel, der ihr jetzt viel näher vorkam, und Lucijas seltsames Gesicht schauen. Ihr ganzer Körper fühlte sich angenehm warm an, überzeugte selbst ihre Angst davon, dass alles gut war. Sie traute sich, immer länger nach unten zu schauen, immer länger Lucijas Blick standzuhalten, und dann traute sie sich etwas, was sie noch nie gemacht hatte, und küsste das fremde Mädchen.

Eine Weile standen sie da oben, eng umschlungen, bis Juli panisch auffiel, dass sie nicht wusste, wie lang so ein Kuss eigentlich ging, und sich von Lucija löste.

»Runter?«, brachte sie schließlich hervor, und zu ihrer großen Erleichterung nickte Lucija. Diese drückte einen Knopf, und langsam näherten sich die beiden wieder dem Boden der Tatsachen.

Lucija sprang schließlich von der dritten Stufe der Leiter auf die Wiese und bot Juli ihre Hand an, um ihr herunterzuhelfen. Dann standen die beiden auf der Wiese voreinander und Juli schämte sich plötzlich. Was hatte sie da eben gemacht, was war da über sie gekommen? Sie starrte auf den Boden, suchte die Wiese, eine alte Gewohnheit, nach Schnecken ab, und tatsächlich konnte sie das unbewohnte Haus einer Gefleckten Schnirkelschnecke ausmachen. Sie griff danach und steckte das Gehäuse instinktiv ein.

»Was war das denn?«, fragte Lucija.

Juli hatte wenig Lust zu erklären, dass ihr Vater ihr, seit sie denken konnte immer wieder, wenn sie fragte, warum sie eigentlich keine Mama habe, das Märchen erzählte, dass ihre Mutter eine internationale Schneckenforscherin sei und deshalb viel reisen müsse. Und als Juli noch klein war, hatte der Trick funktioniert, sie war stolz gewesen auf ihre erfolgreiche Mutter. An jedem Geburtstag erreichte sie ein dicker Umschlag mit einem Schneckenhaus und einer Karte ihrer Mutter, auf der immer stand, wie sehr sie Juli vermisste und dass sie hoffte, bald fertig geforscht zu haben und sie wiederzusehen. Auf diesen Tag des Wiedersehens hatte sich die kleine Juli gewissenhaft vorbereitet. Sobald sie lesen konnte, lieh sie sich in der Stadtbücherei alle Bücher über Schnecken aus, und schon mit sieben konnte sie einen Tigerschnegel von einer Gemeinen Wegschnecke unterscheiden. Jedes Schneckenhaus, das ihr auf dem Schulweg begegnete, steckte sie vorsorglich ein, um es zu Hause bestimmen zu können. Mit elf wusste sie alles über Schnecken, auch über die in Afrika, auch über Seeschnecken, alles. Sie war perfekt vorbereitet für den Tag, an dem ihre Mutter heimkommen und endlich sehen würde, dass sie sich all ihre Postkarten zu Herzen genommen hatte, dass auch sie eine Schneckenexpertin war. Jeden Tag nach der Schule räumte sie die Wohnung auf, und obwohl ihr Vater bestimmt dachte, dass sie das für ihn tat, hatte sie eigentlich ein ganz anderes Ziel: eine richtig schöne Wohnung, damit ihre Mutter, wenn sie endlich heimkommen würde, nie wieder wegreisen wollte von zu Hause, nie wieder weg von einer Tochter, die fast so viel über Schnecken wusste wie sie. Selbst später, als ihr längst aufgefallen war, dass die Karten immer den gleichen Poststempel trugen: nämlich Bielefeld, und Juli begriffen hatte, dass alle diese Karten ihr Vater geschrieben hatte, um sie zu trösten, hielt sie die Fassade aufrecht. Nur um ihren Vater nicht noch trauriger zu machen, fragte sie an jedem ihrer Geburtstage danach, ob sie einen Brief ihrer Mutter bekommen hatte. Und obwohl sie wusste, dass ihre echte Mutter sich wahrscheinlich genauso einen Scheiß um Schnecken wie um sie scherte, sammelte sie Schneckenhäuser und zeigte diese ihrem Vater, nicht, weil sie Schnecken so interessant gefunden hätte, sondern um wenigstens ein müdes Lächeln in sein Gesicht zu zaubern.

Aber all das war etwas, was sie einer Fremden, auch einer Fremden, die sie geküsst hatte, nicht erzählen konnte. Und so sagte sie nur: »Meine Mutter sammelt Schneckenhäuser.« Um keine Nachfrage zu dem Thema beantworten zu müssen, lenkte sie schnell ab: »Ich hab Durst.«

»Ich habe megaviele Pfandmarken geklaut vorher«, erwiderte Lucija und nickte in Richtung des Festzeltes.

ZUGABE

Hella konnte nicht mehr. Nicht mehr gerade stehen, nicht mehr lachen, nicht noch einen Piccolo trinken, den ihr irgendeine Hand immer wieder aufs Neue anreichte, und schon gar nicht mehr den Refrain von ihrer letzten Singleauskopplung »In meinem Schatten« fehlerfrei mitsingen. Sie hatte das Lied kaum zu Ende gebracht, als der Bürgermeister begeisternd klatschend auf die Bühne trat und sie überschwänglich in die Arme schloss, um dann Hella das Mikro aus der Hand zu reißen, um laut ihren Namen hineinzuschreien. Wahrscheinlich, damit auch noch zu spät Gekommene erfuhren, welche Berühmtheit er hier in ihre Kleinstadt gebracht hatte. Der Jubel des Festzeltpublikums überforderte Hella und ohne das Mikro in der Hand fühlte sie sich merkwürdig nackt. Dazu kam die Umarmung des Bürgermeisters, der ihr, in Ermangelung eines Blumenstraußes, einen weiteren Piccolo überreichte und – ohne einen Widerspruch zuzulassen – mit ihr anstieß.

Der Boden unter ihr wankte bedrohlich. Keine Chance, hier heil runterzukommen, dachte Hella noch, winkte ins Publikum und schloss, nur für einen Moment, die Augen. Dann schwankte sie von der Bühne, doch beim Versuch, die kleine Treppe von der Bühne hinabzusteigen, verlor sie das Gleichgewicht und fiel in den Zuschauerraum, der nun noch lauter jubelte.

Regungslos lag Hella auf dem Holzboden des Festzeltes, doch niemand der Umstehenden schien auch nur den Versuch zu unternehmen, ihr aufzuhelfen – nun, da sie nicht mehr im Scheinwerferlicht stand. Die Menschen um sie herum waren nur noch schemenhaft zu erkennen. Sie war, wieder mal, in die Bedeutungslosigkeit abgestürzt.

So lag Hella einfach da und bemerkte nicht die kleine Gestalt, die sich über sie beugte und ihren Namen rief. Hella machte erst die Augen auf, als Juli ihr ein Glas Bier ins Gesicht schüttete, das sie zuvor einem widerwilligen Feuerwehrmann aus der Hand gerissen hatte. Alles, nur um diese Frau, die sicherlich nicht ihre erste Wahl gewesen wäre, wenn es um die ideale Reisebegleitung ginge, aufzuwecken. Eine ältere Dame, die, einem reinen Zufall geschuldet, für die fünfzehnjährige Juli plötzlich unverzichtbar geworden war. Zusammen mit Lucija gelang es Juli schließlich, Hella aufzurichten und sie aus dem Festzelt zu befördern.

Als das ungelenke Dreiergespann es schließlich bis zum Parkplatz geschafft hatte, kramte Juli aus Hellas Jackentasche den Wagenschlüssel und öffnete die Beifahrertür. Schwer ließ sich Hella auf den Beifahrersitz plumpsen und protestierte unverständlich, als Juli ihr die Schuhe auszog und sie dann mit einem löchrigen Spannbettlaken, das sie auf der Rückbank entdeckt hatte, zudeckte.

Hella hatte einen Kugelschreiber auf dem Armaturenbrett ergriffen und drehte sich zu Lucija. »Kommen Sie her, Sie kriegen Ihr Autogramm«, brachte sie lallend hervor, und Lucija lachte in Julis Richtung, wandte sich dann aber wieder mit ernstem Blick an Hella und sagte, ohne die Miene zu verziehen: »Das ist der schönste Moment meines Lebens.«

Hella schnaufte kurz: »Alles für meine Fans.«

Dann griff sie nach Lucijas Unterarm und malte schwungvoll ihre Initialen darauf, ohne zu bemerken, dass der Kuli genau wie sie seine besten Zeiten schon lange hinter sich gelassen hatte und keinerlei Tinte auf Lucijas Haut hinterließ.

»Und jetzt weg mit Ihnen, kusch, kusch, the party is over«, murmelte sie noch, ließ den Kopf gegen die Rückenlehne fallen, schloss die Augen und fing augenblicklich an zu schnarchen.

»Vorhang zu.« Lucija legte ihren Zeigefinger auf die Lippen und lächelte Juli verschwörerisch an. Dann schloss sie behutsam die Beifahrertür.

Schweigend standen die beiden Mädchen vor dem Wagen.

Lucija betrachtete die Kratzer auf ihrem Unterarm und zog die heile Augenbraue nach oben: »Also, wenn man das lesen könnte, würde ich mich mindestens eine Woche nicht duschen.« Betont ernsthaft nickte sie in Julis Richtung.

»Das macht aber auch Sinn«, entgegnete diese, in ebenso tragender Stimmlage, »immerhin bist du ihr größter noch lebender Fan.«

Kurz schwiegen beide, dann hielten sie es nicht mehr aus.

»Die Show ist vorbei!«, ahmte Lucija Hella nach und schüttelte sich vor Lachen. Juli wollte irgendwas entgegnen, wurde dann aber selbst von einem Lachanfall gepackt, der jede Antwort unmöglich machte, bis die beiden sich leer gelacht hatten und sich, voreinander kauernd, in die Augen schauten.

»Ich kann nicht mehr«, keuchte Lucija schließlich, und Juli nickte. Beide schnappten nach Luft, kicherten immer mal wieder kurz, bis schließlich die Hysterie die Bühne verlassen hatte.

»Danke für heute«, sagte Juli schließlich.

Lucija zuckte mit den Schultern: »Da nicht für.« Dann deutete sie auf Hella. »Was machste jetzt mit der?«

Juli zuckte mit den Schultern. »Ich denk, ich fahr uns ein Stück weg von hier. Wo es ruhiger ist.« Lucija nickte, als würden Julis Worte irgendeinen Sinn ergeben, dann blieben die beiden einen Moment unschlüssig voreinander stehen, nicht sicher, was nun folgte.

»Tschüss dann«, sagte Juli schließlich, und Lucija drehte sich weg und verschwand im Dunkel der Schopflocher Nacht.

SCHAM

Hella war, wie es sich für einen Ex-Star gehörte, daran gewöhnt, verkatert an ungewohnten Orten aufzuwachen ohne jegliche Erinnerung, wie oder warum sie dort gelandet war. Wenn sie sich morgens mit dröhnenden Kopfschmerzen und trüb gewordenen Kontaktlinsen in einem fremden Hotelzimmer wiederfand, nach links auf einen genauso fremden, meist nackten Körper blickte und dann, so leise wie möglich, die Flucht ergriff, rief sie von der nächsten Telefonzelle aus ihre Agentin an, um eine ungefähre Einschätzung zu erhalten, was letzte Nacht passiert sein könnte, wo sie sich befand und wie weit der nächste Taxistand entfernt war.

Doch die letzten Filmrisse dieser Art mochten ein paar Jährchen oder Jahrzehntchen her sein. Ihre Agentin hatte sie schon lange nicht mehr besorgt angerufen, Telefonzellen gab es nicht mehr, und dies war auch kein Hotelbett, in dem sie lag, sondern der Beifahrersitz ihres Passat. Fahles Licht stahl sich durch die beschlagene Frontscheibe. Hella setzte sich fröstelnd auf. Sie spürte den Schmerz in ihren Gelenken und eine leichte, aber rührend nostalgische Übelkeit. Hella wischte mit dem Ärmel über die Windschutzscheibe und kniff die Augen zusammen. Das verschwommene Bild bekam brav scharfe Umrisse und zu

Hellas Erstaunen parkte der Passat auf einem überdimensionierten Lidl-Parkplatz.

Als sie den Kopf drehte, lag die Erklärung direkt neben ihr auf dem Fahrersitz und schlief. Eine Weile starrte Hella Juli an, suchte dabei in den unendlichen Tiefen der Grabbelkiste ihres katergeschwächten Gehirns nach wenigstens einem Erinnerungsfetzen der letzten Nacht, doch als dort wirklich so gar nichts zu finden war, berührte sie stattdessen die Jugendliche sacht an der Schulter. Als dies keinen Effekt hatte, schüttelte sie heftiger. »Juli?«, rief sie und war gleichzeitig ein wenig stolz, dass sie sich an den Namen ihrer Reisebegleiterin erinnern konnte. Verschlafen öffnete diese ihre Augen und blickte in Hellas Gesicht.

»Hast du 'ne Ahnung, wie wir hierhergekommen sind?«

Juli setzte sich schlaftrunken auf.

»Was glaubst du denn? Ich bin gefahren. In deiner Verfassung gestern hättest du es höchstens bis in den nächsten Graben geschafft.«

Und als hätte Juli Hellas Gedanken lesen können, ergänzte sie:

»Feuerwehrfest? Du hast auf der Bühne gesungen?«

Hella nickte bestätigend, als wäre ihr nun jedes Detail der letzten Nacht wieder zugegen, obwohl dies gar nicht den Tatsachen entsprach. Und während Juli neben ihr gähnte, kam Hella ein anderer Gedanke.

»Aber du hast doch gar keinen Führerschein?«

Kurz dachte Juli darüber nach, Hella zu antworten, doch das erschien ihr anstrengend. Fahren konnte Juli schon, seit sie elf war. Es war das Ferienersatzprogramm ihres Vaters gewesen, der jeden Tag in der Druckerei präsent sein musste und deshalb weder Zeit noch Geld für exotische Urlaubsreisen in schwer zu buchstabierende Länder hatte, noch für Campingausflüge an die Mecklenburger Seenplatte. Stattdessen brachte er ihr in seiner Mittagspause auf dem Parkplatz des Gewerbeparks das Autofahren bei, erst auf seinem Schoß und später, als Juli die Pedale endlich erreichen konnte, auch allein. Die letzte Nacht war jedoch eine Feuertaufe gewesen, denn auf einer echten Straße war Juli noch nie gefahren. Darüber hinaus hatte der Passat wenig mit dem VW-Bus ihres Vaters gemein, und dieses Mal saß auch nicht ihr aufmerksamer Vater neben ihr, der jederzeit ins Steuer greifen konnte, sondern eine vollkommen alkoholisierte Ex-Schlagersängerin, von der sie höchstens erhoffen konnte, sich nicht auf sie zu übergeben.

Trotzdem hatte sich Juli an alle Anweisungen ihres Vaters erinnert, den Rückspiegel ausgerichtet und den Sitz in die richtige Position gebracht. Doch irgendwo auf einer dieser mittelfränkischen, unbeleuchteten Landstraßen war die Panik in den Wagen gestiegen und hatte es sich bequem gemacht. Sie war fünfzehn. Sie hatte keinen Führerschein. Und eine Polizeistreife bedeutete nicht nur jede Menge Ärger, sondern auch ein unweigerliches Ende ihrer Reise. Doch gegen halb vier Uhr morgens sind Landstraßen, egal in welchem Bundesland, verlässlich leer, und so hatte Juli versucht, sich auf das Wesentliche zu konzentrieren: hatte die Scheinwerfer auf- und abgeblendet und, während sie den Wagen einigermaßen in der Spur hielt, über die Sinnhaftigkeit einer Gangschaltung nachgedacht, da der dritte Gang ihr vollkommen ausreichend erschien. Kaum ein Auto war ihr entgegengekommen, und glücklicherweise war auch keiner hinter ihr, der ihre frühen, viel zu panischen und waghalsigen Fahrversuche hätte verfolgen können. Und als sie schließlich auf den leeren Parkplatz eingebogen war, da hatte sich ihre Jungfernfahrt bereits wie die Schiffschaukel auf der Bielefelder Kirmes angefühlt, nachdem man sein ganzes Taschengeld dafür ausgegeben hatte: unaufgeregt gewöhnlich. Dann war da nur noch Müdigkeit. Und als Juli die Augen geschlossen hatte, waren ihre Gedanken noch ein letztes Mal zu Lucija zurückgewandert, die neben dem Wagen gestanden und sie angeblickt hatte.

Neben Juli wartete Hella noch immer auf eine Antwort, und als keine kam, holte sie erneut aus. Diesmal war ihre Stimme strenger, ein verzweifelter Versuch, ein wenig Kontrolle zurückzuerlangen.

»Magst du mir erklären, was du dir dabei gedacht hast?«

»Es war zumindest eine bessere Idee, als dich fahren zu lassen.«

»Und was, wenn etwas passiert wäre?«

»Dann hättest du dir den Weg in die Schweiz gespart.«

Darauf hatte Hella keine gute Antwort.

»Ich brauch Kaffee«, sagte sie und bei ihren Worten drehte Hella den Kopf zum Discounter.

»Der macht erst um acht auf«, warf Juli ein.

Hella nickte, ohne eine Ahnung zu haben, wie spät es war.

»Da kommt sicher was auf der Strecke. Da können wir dann frühstücken.«

Und damit war das Gespräch vorzeitig beendet, bevor es überhaupt richtig angefangen hatte.

Juli war es recht. Auch wenn sie die Idee von »Frühstück« schon immer abgelehnt hatte. Ihr Vater hatte es sicher gut gemeint, wenn er ihr jeden Morgen ein Glas Orangensaft und Cornflakes bereitstellte, bevor er zur Arbeit ging, aber Juli war selbst beim Anblick davon immer sofort schlecht geworden. Frühstück sei die wichtigste Mahlzeit des Tages, warnten Erziehungs- und Ernährungsratgeber im Chor, kein Kind könne sich konzentrieren, bevor es nicht mindestens irgendwas, was nicht Wasser war, zu sich genommen habe. Irgendwann hatte Juli vor den lieb gemeinten Vorschlägen kapituliert, sich jedes Mal einen Apfel eingesteckt, den Orangensaft in den Abfluss gekippt und sich auf den Weg gemacht.

An diesem letzten Morgen war sie ihrem Vater kurz im Flur begegnet, die schlecht gebundene Krawatte um den Kragen seines ungebügelten Hemdes und die zwei Tassen in der Hand, zwischen denen er seinen Morgenkaffee hektisch hin und her kippte, um diesen möglichst schnell herunterzukühlen. Ein letzter Schluck, dann hatte er Juli auf die Stirn geküsst und eine schöne Zeit in Prag gewünscht, ehe er mit der Jacke aus dem Haus gestürzt war, ohne auch nur den vagen Verdacht zu hegen, dass dies kein Abschied für eine Woche war, sondern für weit länger. Ein Abschied, an den er zurückdenken würde. Voller Reue, es so eilig gehabt zu haben. Seine Tochter nicht noch einmal in den Arm geschlossen zu haben und ihr all das gesagt zu haben, was man eben so sagt, wenn man sich danach nie wieder sieht. Eine Weile hatte Juli im Flur gestanden und auf die leeren Tassen geblickt, die er auf der Flurkommode zurückgelassen hatte. Wie immer hatte sie diese mit in die Küche genommen, in die Spülmaschine gestellt und beim Anblick des für sie gedeckten Frühstückstisches war ihr schlecht geworden.

Die leicht heisere Stimme neben ihr riss Juli zurück in die Wirklichkeit:

»Wir sollten dann mal besser wieder Plätze tauschen.«

»Kannst du denn schon wieder fahren?«

»Ich hab zumindest einen Führerschein.«

»Mal schauen, wie lange noch.«

Juli hatte Hella bei ihren Worten nicht mal angesehen, sondern starrte hinaus auf die Einöde des Parkplatzes, dann schnallte sie sich ab.

»Ich leg mich nach hinten«, bemerkte Juli und ergänzte, »ich hab nicht viel geschlafen.«

Und während Hella die Beifahrertür öffnete und sich über den Morgenfrost freute, der sich auf dem Asphalt gebildet hatte, kletterte Juli über den Sitz nach hinten, legte sich quer auf die Rückbank und schlief sofort ein.

FÜGUNGEN

Mit Hilfe – oder besser trotz – des über dreißig Jahre alten Straßenatlas, für den die DDR noch immer existierte, war es Hella in einer unerklärlichen Aneinanderreihung von Zufällen gelungen, über verschlungene Landstraßen und durch kopfsteingepflasterte Dorfidyllen tatsächlich den Weg zurück zur Autobahn zu finden, nur um diese kurz darauf wieder Richtung Rastplatz zu verlassen. Der Passat glitt an den Zapfsäulen für Lastkraftwagen vorbei, seine Fahrerin ignorierte das Tankstellengebäude mit dem leuchtenden »McDonald's«-Schild und hielt Ausschau nach dem niedlichen Frühstückscafé, das ein blaues Besteckschild ihr fünf Kilometer zuvor versprochen hatte, vorbei an leeren Parkplätzen, bis sie sich, zu ihrem großen Erstaunen, auf der Auffahrt zur Autobahn wiederfand.

»Das gibts doch nicht«, Hella würgte den Motor auf dem Beschleunigungsstreifen ab, »das kann ich doch nicht übersehen haben.« Sie drehte den Kopf und konnte den Rastplatz noch gut erkennen, dann startete sie den Passat neu und legte den Rückwärtsgang ein.

Juli wusste nicht, was sie aus dem Schlaf gerissen hatte: das Hupkonzert des vorbeiziehenden Fernverkehrs, das Fluchen von Hella oder das Geräusch der Leitplanke, die der Passat touchierte. Sie setzte sich auf und blickte zu Hella, die eine Hand hinter die Kopflehne des Beifahrersitzes gelegt hatte und auf ihrer Geisterfahrt konzentriert nach hinten blickte.

»What the fuck«, brach es aus Juli heraus, doch zu ihrer Verwunderung war Hella die Ruhe selbst.

»Stell dich nicht so an, die paar Meter …«, bemerkte diese nur, um dann dem Fahrer eines aufgeregt blinkenden Sportwagens, der gerade noch eine Kollision mit dem Passat verhindern konnte, ihren ausgestreckten Mittelfinger zu zeigen.

Vielleicht war das das Ende. Vor ihrem inneren Auge sah Juli bereits ihren leblosen Körper zerquetscht in den Überresten von dem, was höchstens Experten noch als einen altersschwachen Passat identifizieren konnten. Nur: zu Julis Enttäuschung würde es keinen Polizeibericht oder auch nur eine kurze Unfallmeldung im Verkehrsfunk geben, denn Hella war es kurz darauf tatsächlich gelungen, den Wagen einigermaßen unbeschädigt wieder auf dem Rastplatz abzustellen. Zufrieden lächelte Hella, immerhin ein Erfolgserlebnis heute, und das schon so früh! Da war es egal, dass der Teenager auf der Rückbank sie nur verstört anstarrte, statt ihre Leistung anzuerkennen.

»War doch nicht so schlimm. Und jetzt vertreten wir beiden Hübschen uns ein bisschen die Beine und suchen das Café.«

EGG MCMUFFIN

»Ich versteh das immer noch nicht«, Hella befreite ihren Egg McMuffin vorsichtig aus dem Papier, »wenn man schon so ein Eierbrötchen anbietet, kann es doch nicht so schwierig sein, auch ein separates weich gekochtes Ei zu bekommen. Das ist ja wohl ein normaleres Frühstück als das Ding hier.«

Hella biss in das Brötchen, Mayonnaise tropfte von ihrem Mund auf das Plastiktablett.

Juli wandte angewidert den Blick ab und starrte stattdessen auf das Muster der Kunstlederbank, auf der sie saß. Geistesabwesend zerrupfte sie das Schinken-Käse-Croissant vor ihr, das ihr Hella bestellt hatte, obwohl sie drei Mal gesagt hatte, dass sie keinen Hunger habe.

Hella schien es nicht mal aufzufallen, dass ihre Reisebegleitung ihr nur stumm gegenübersaß, auf keine ihrer Fragen antwortete und auch sonst nicht reagierte.

Eigentlich war Juli dankbar darüber, dass Hella lieber über Fast Food sinnierte, als über den gestrigen Streit zu sprechen.

»Isst du das nicht?«, fragte Hella und deutete auf das Croissantmassaker auf Julis Tablett.

»Nicht wirklich.« Juli schob ihr Tablett über den Tisch. Hella begutachtete das Croissant interessiert von allen Seiten und biss dann vorsichtig hinein. Sie kaute und setzte dabei einen positiv überraschten Gesichtsausdruck auf, ehe sie mit noch halb vollem Mund das Wort ergriff.

»Ich glaube, ich muss dir da etwas erklären.«

Juli ahnte, was nun kam, und wich Hellas Blick aus und starrte stattdessen auf das Tablett vor ihr. Die Papierunterlage darauf versprach, dass jede große Portion Pommes in den nächsten Monaten die leise Chance auf einen Mini Cooper bedeutete, oder zumindest ein kleines Eis. Juli hatte keine große Pommes bestellt. Juli wollte keinen Mini Cooper, sie wollte auch kein kleines Eis, aber was sie am allerwenigsten wollte, war ein weinerliches Geständnis ihrer Gefährtin, zu dem diese gerade mit ziemlicher Wahrscheinlichkeit ansetzte. Juli wollte keine Erklärungen oder Rechtfertigungen, als würde sie nicht sowieso schon alles verstehen. Sie wollte nicht Hellas Priester sein, wollte keine Beichte abnehmen, oder noch schlimmer: eine Belehrung, gespickt mit Altersweisheiten, die Hella sich mit Garantie selbst nicht abnahm.

»Passt schon. Geht mich eh nix an.«

»Würde ich aber gern.«

»Schon klar, dass du das gern willst …«

»Vielleicht würde es dir ja auch helfen.«

»Mir?«

»Na ja, du hast ja auch Probleme. Du isst zum Beispiel kaum was. Bist du eine von diesen Magersüchtigen?«

»Bitte was?« Juli hob ihre Stimme an.

Hella musterte Juli kritisch von oben nach unten: »Okay, also Magersucht kanns definitiv nicht sein. Bist ja eher proper gebaut.«

Juli fehlten die Worte.

»Oder«, Hella schien nichts von der Wut zu ahnen, die gerade in Juli zu brodeln begann, und redete einfach weiter: »Oder vielleicht bist du ja auch so eine von denen, die ZU VIEL essen? Isst du zu viel?«

Juli bohrte ihre Fingernägel in die Oberschenkel.

»Ich will dir ja nur helfen«, versuchte Hella einen neuen Anlauf. »Weißt du, ich hatte es selbst nicht immer leicht, aber wenn man hinfällt, hab ich mal gelesen, fand ich lustig, kleiner Tipp von mir: aufstehen, Krone richten, weitermachen!«

Hella nickte selbstzufrieden und lächelte in Richtung Juli und bemerkte jetzt erst, dass diese vor Wut zitterte.

»Hab ich was Falsches gesagt?«

»Etwas? Etwas Falsches? Hast du in deinem Leben mal irgendwas gesagt, was nicht komplett daneben war? Was ist falsch mit dir? Was soll ich mir beibringen lassen von dir? Von einer Sängerin, die mal für zwei Minuten der heiße Scheiß gewesen ist und die jetzt nur noch von ein paar Hinterwäldlern abgefeiert wird? Was willst du mir erzählen? Dass dein Leben auch hart war? Dich dein Plattenboss angegrabscht hat? Für welche Schlagzeilen du gesorgt hast? Wie du betrunken mit irgendeinem Adeligen in ein Hotelzimmer verschwunden bist, damit die Boulevardblätter dich nicht ganz vergessen?«

Hella starrte Juli geschockt an.

»Aber, ich wollte nicht, es tut mir leid, wenn –«

Doch Juli war noch lange nicht fertig.

»… und dann erzählst du mir irgendwelche Geschichten von Drogentrips und Bandkollegen, die sich umgebracht haben. Und vielleicht von eigenen Selbstmordversuchen, die nicht geklappt haben, weil, keine Ahnung warum, ich vermute Feigheit. Was glaubst du eigentlich, wer ich bin? Ich hab gestern einer von dir erzählt, die hat dich gegoogelt. Weißt du, was die ersten Suchvorschläge sind, wenn man Hella Licht eingibt?«

Hella sah aus, als habe Juli ihr ins Gesicht geschlagen.

»Ich sags dir, obwohl ich mir ziemlich sicher bin, dass du die Art von Person bist, die sich täglich selbst googelt. *Hella Licht Alkoholproblem* steht da, und *Hella Licht pleite,* und *Hella Licht Sexskandal.* Und weißt du, was da nicht steht? *Hella Licht Lebensweisheiten* oder *Karriere.* Fun fact dazu, wusstest du, dass der »Privates«-Reiter bei deinem Wikipedia-Artikel ungefähr viermal so lang ist wie der »Werke«-Abschnitt? Ehrlich gesagt, wenn deine Songs genauso scheiße sind wie dein Empathievermögen, wundert mich gar nicht, dass du dich umbringen willst.«

Hella musste Juli nicht ansehen, um zu erahnen, wie viel und gleichzeitig wenig dieser Ausbruch mit ihr, Hella, zu tun hatte. Und selbst in diesem Augenblick fand irgendein Teil Hellas, der garantiert nicht ihr Ego war, es bemerkenswert, dass sie sich zum ersten Mal seit langer Zeit, wenn schon nicht gesehen, immerhin durchschaut fühlte. »Bist du fertig?«, fragte sie schließlich. Juli nickte stumm. »Geh schon mal vor«, sagte Hella, »Ich hole mir noch einen Kaffee.«

Juli nickte und verschwand noch immer leicht humpelnd durch die Glastür nach draußen. Hella blieb am Tisch sitzen, versuchte ruhig zu atmen und kämpfte mit den Tränen. Dann wischte sie sich ärgerlich über das Gesicht, atmete noch einmal tief durch, ging zum Tresen und bestellte. Es war an der Zeit, sich endlich mal am Riemen zu reißen.

SCHUTZBEFEHLENDE

Gefühlte sechs Ausfahrten ins Nirgendwo zogen an ihnen vorbei, bis Hella zu Juli blickte, die mit angezogenen Beinen auf dem Beifahrersitz kauerte.

»So vernichtet wurde ich das letzte Mal bei meinem Comeback-Versuch«, setzte Hella an.

»War nicht so schwer«, gab Juli tonlos zurück, ohne sie anzusehen.

»Ach, war es nicht.«

»Hat dir nie jemand gesagt, wie schlecht du lügst? Du widersprichst dir oft total. Das muss doch auch anderen vor mir schon aufgefallen sein.«

Juli drehte sich jetzt zu ihr und betrachtete Hella streng, die keine Antwort gab, was wohl Antwort genug war.

»Wie mit dem Krebs.«

Hella sah Juli überrascht an. Die stöhnte auf: »Bauchspeicheldrüsenkrebs, steht in den Dignitas-Unterlagen. Auch noch Endstadium. Austherapiert. Aber sorry, du siehst echt nicht so aus, als hättest du ne Chemo hinter dir oder würdest bald von selbst verrecken.«

»Ich nehm das jetzt mal als Kompliment.«

»Ist keins. Weißt du, wie daneben es ist, zu behaupten, man habe Krebs?«

»Wieso? Meinst du, echte Krebspatienten sterben dann schneller?«

Juli schüttelte den Kopf. Moralisch gesehen war Hella ein verlorener Fall. Sie drehte sich um, griff nach dem Umschlag und blätterte durch die Dokumente.

»Wo hast du diese ganzen Beglaubigungen eigentlich her? Arztbrief, das Anamneseschreiben, wenn du gar keinen Krebs hast.«

»Ha!«, triumphierte Hella, »so schlecht im Lügen bin ich nämlich eben doch nicht.«

Juli stöhnte genervt auf.

»Die Beglaubigungen sind eigentlich nicht von mir, sondern von meiner Nachbarin. Ich hab ihren Kater gefüttert, ziemliches Scheißviech übrigens, als die wegen ihrem Krebs in der Klinik war. Sie wollte den Antrag auf Sterbehilfe stellen, hatte alle Unterlagen schon zusammen, doch dann ging es ganz schnell … und, na ja, wäre doch schade, wenn ihre Bemühungen umsonst gewesen wären. Ich hab die Dokumente dann quasi zu meinen Zwecken weiterverarbeitet. Recycelt quasi, das mögt ihr jungen Leute doch.«

Juli quittierte das nur mit einem Kopfschütteln und nahm die Papiere genauer ins Auge.

»Und wieso steht dann da dein Name und nicht der von deiner Nachbarin?«

»Boah, das war eine Heidenarbeit. Ich war viermal im Copyshop. In verschiedenen, wohlgemerkt, damit es nicht so auffällt.«

»Du hast dcinen Namen da einfach reinkopiert?«

»Erst am Computer, das allein hat schon so lange gebraucht, dass es mich wundert, nicht vorher an Altersschwäche gestorben zu sein. Allein diese ganzen Schriftarten, weißt du, wie viele es davon gibt? Dann ausgedruckt, ausgeschnitten und mit Klebestift auf das Original geklebt. Und dann die Kopien davon eingeschickt.«

»Ich kann nicht fassen, dass du damit durchgekommen bist. Dass das keinem von den Schweizern aufgefallen ist. Das ist«, Juli klang fast beeindruckt, »das ist das dümmste Täuschungsmanöver aller Zeiten.«

Hella nickte stolz: »Hat bis hierhin geklappt. Also fast.«

»Und was ist das hier?« Juli hatte die letzte Seite des Antrags in der Hand und betrachtete die unzähligen Versuche, die Hella bereits gemeinsam vorgenommen hatte, die Unterschrift eines Arztes durchzupausen.

»Die brauchen das Gutachten im Original, doch dieser Arzt hat eine Unterschrift wie ein Kleinkind, die ist gar nicht so einfach nachzumachen.«

»So schwer auch nicht«, bemerkte Juli.

»Du kriegst das also besser hin?«

»Klar. Ich hab für die Entschuldigungen für den Sportunterricht tausend Mal die Unterschrift von meinem Vater gefälscht. Dem ist das selbst nie aufgefallen, dass er das nicht unterschrieben hat.«

»Hm«, sagte Hella nur.

Juli schob die Papiere zurück in den Umschlag.

»Du bist echt noch gestörter, als ich gedacht habe.« Dann dachte sie kurz nach und fügte an: »Und das darfst du jetzt, wenn du magst, sogar als Kompliment nehmen.«

ABTAUCHEN

»Also, nur um das noch mal klarzustellen, das hier ist ein Schwimmbad mit textilfreiem Bereich, oder?«

Es war Hellas Idee gewesen, nach zwei nicht enden wollenden Staus und sechs Stunden Fahrt, in denen sie nur fünfzehn Kilometer hinter sich gebracht hatten, eine Pause einzulegen. Außerdem konnten sie beide nach der letzten Nacht eine Dusche vertragen, und da ein großes Werbebanner am Fahrbahnrand »Pure Spa-Erholung« versprach, waren sie von der Autobahn abgefahren. Nun stand Hella neben Juli und stützte sich auf die Theke der Rezeption des Erholungsbads.

»Genau. Textilfrei, außer, wie gesagt, im Familienbereich.« Der junge Mann auf der anderen Seite des Tresens nickte zum wiederholten Male.

»… und ich hab das richtig verstanden, dass wir TROTZDEM Bademäntel brauchen, die fünf Euro kosten, obwohl wir hier nur kurz duschen wollen? Im sogenannten TEXTILFREIEN Bereich?«

Der Kassierer blickte nervös in Richtung der immer länger werdenden Schlange, die sich hinter Hella und einer offensichtlich verlegenen Juli bildete.

»Die fünf Euro sind nur Pfand. Wenn Sie den Bademantel wieder abgeben, wird Ihnen das gutgeschrieben.«

Hella ließ sich von dem Murren der Gäste hinter ihr nicht beirren.

»Und was, wenn uns jemand die Bademäntel klaut?«

Juli hörte ein entnervtes Aufstöhnen hinter sich und warf einen entschuldigenden Blick in Richtung der ungeduldigen Badegäste.

»Wissen Sie, was ich ganz vergessen habe«, der Kassierer deutete, von einem gnädigen Geistesblitz erleichtert, auf das Drehkreuz neben ihm: »Rentner zahlen bei uns sowieso nichts, und die dazugehörigen« – er sah Juli an – »Pflegekräfte auch nichts, also herzlich willkommen, hier sind Ihre Chips, der Eintritt und die Bademäntel sind für Sie umsonst. Vergessen Sie nur bitte nicht, dass unser Bad in zwei Stunden schließt.«

»Geht doch.« Hella nickte zufrieden, nahm die Chips an sich, drückte einen davon Juli in die Hand, und sobald sie das Drehkreuz hinter sich gelassen hatte, drehte sie sich noch mal um in Richtung des Kassiers und rief triumphierend: »Nur dass Sie es wissen, ich bin überhaupt keine Rentnerin, adios amigos, see you later, alligator, tschö mit ö!«

Juli senkte den Kopf und huschte so unauffällig, wie es in Begleitung einer viel zu lauten Alten eben möglich war, in Richtung des Umkleidebereichs.

Nachdem die beiden sich um- beziehungsweise ausgezogen und die Schwimmhalle betreten hatten, stellten sie fest: Die Therme hielt alle Versprechen, die sie zuvor auf verblichenen Plakaten am Eingang gemacht hatte, nämlich vorsichtshalber: gar keine. Es roch stark nach Chlor, nackte Senioren mit Schwimmhauben zogen ihre Runden durch das Schwimmerbecken und irgendwo ersoff vermutlich ein Kind im Strömungskanal.

Juli zupfte an ihrem Bademantel herum und deutete auf den Whirlpool, das einzige Becken, das so stark blubberte, dass die Konturen der Nackten im Wasser nicht erkennbar waren. Perfekt, beschloss Juli, mit ziemlicher Sicherheit war dies die aktuell beste Option für einen verklemmten Teenager und dessen betagte Begleitung.

»Ach, ist das schön«, Hella seufzte zufrieden und blickte hoch zu Juli, die noch unschlüssig neben dem Becken stand, »und wir mussten nicht mal Eintritt zahlen! Jetzt komm schon rein.«

Juli stieg Hella hinterher, ließ den Bademantel um ihren Körper erst dann fallen, als Hella gerade wohlig die Augen schloss, und glitt schnell in das sprudelnde Wasser.

Hella, die neben ihr saß, räusperte sich. Dieses Räuspern kannte Juli mittlerweile, und bevor Hella etwas sagen konnte, tauchte Juli präventiv unter, und aller Lärm aus dem Hallenbad verschwand plötzlich. Unter Wasser öffnete Juli die Augen.

Verschwommen sah sie vor sich menschliche Konturen, Luftblasen, die nach oben tanzten. Hellas Stimme, an der Luft so schrill und schnell, drang jetzt nur dumpf und fern zu ihr durch, befreit von jedem Inhalt, inhaltslos wie das

Geräusch einer Spülmaschine im Ökomodus. Dreißig Sekunden blieb sie unter Wasser, dreißig Sekunden, in denen alles warm und egal war, bis sie schließlich spürte, wie ihr die Luft ausging. Ihr wurde klar, dass jeder Entspannungszustand in dieser Welt kompromisslos seinen Preis hatte: Jeder Schlaf endete zwangsläufig mit dem Aufwachen, jedes Abtauchen zwang einen zum Auftauchen, jede Flucht verhedderte sich irgendwann unvermeidlich mit der Realität.

Noch ein paar Sekunden, bettelte Juli in Gedanken ihre Lungen an, doch diese bestanden unnachgiebig auf einem neuen Atemzug.

»Ich dachte schon, du ersäufst mir hier.« Hella strahlte Juli an, die gierig nach Luft schnappend vor ihr auftauchte.

»Ertrinken wäre ja das Letzte, was ich machen würde«, sagte Hella, zumindest vermutete Juli das, ihre Ohren schmerzten vom Tauchen.

Sie presste ihre Nase mit Zeigefinger und Daumen zusammen und versuchte, den Druck auszugleichen, immerhin das linke Ohr ploppte sich frei.

»Und was wär das Erste?« Juli wrang ihr Haar aus und blickte Hella fragend an.

»Wie das Erste?«

»Na ja, du meintest doch eben, Ertrinken sei das Letzte. Dann musst du doch auch wissen, was dein Todesfavorit wäre.«

Hella antwortete nicht sofort, stattdessen tauchte sie mit dem Kopf in das warme Wasser, kurz blubberte die Wasseroberfläche, etwas mehr als sonst, dann, prustend, war Hellas Gesicht wieder da, sie wischte sich das Wasser aus den Augen. Das Wasser zeigte sich Hellas Schopf gegenüber unbarmherzig, dünne helllila Strähnen klebten auf ihrem Gesicht. Die entspannte, durchnässte Whirlpool-Hella sah seltsam verletzlich und fremd aus.

»Ich könnte mich nie von einer Brücke stürzen wie du.« Hella strich sich einige der letzten verirrten Haarsträhnen aus der Stirn. »Ich bin mittlerweile eine – ahhh –«, Hella lehnte sich genießerisch zurück und seufzte, als die Rückendüsen des Whirlpools ansprangen und der Wasserdruck konzentriert alle Verspannungen in ihrem Rücken bearbeitete, »eine alte Frau. Mit siebenundzwanzig hat man vielleicht das Bedürfnis, einen dramatischen Abgang hinzulegen, aber ich bin jetzt fast siebzig, und in dem Alter hofft man vor allem auf eines: schmerzfrei und friedlich von dannen zu gleiten. Ohne Dramatik, ohne Spektakel.«

»Und das kannst du nicht zu Hause und fährst deshalb quer durch Deutschland?«, fragte Juli nach, und ihre Tonlage kam ihr nicht halb so leicht und ironisch vor wie geplant.

Hella lachte trotzdem kurz und lehnte sich dann wieder zurück.

Die Zeiger der großen Hallenbaduhr wanderten weiter in Richtung Feierabend. Um Viertel vor sechs erinnerte eine Durchsage die verbliebenen Badegäste, dass das Schwimmbad in einer Viertelstunde schließen würde.

Hella schien davon nicht besonders beeindruckt, aber ihre Sitznachbarn, kaum älter als sie, kämpften sich brav aus dem Becken in Richtung ihrer Bademäntel. Rentner, deren Fäuste sich an das Geländer krallten, die Knöchel weiß vor Anstrengung.

»Ein Hinweis an unsere Gäste: in zehn Minuten schließt das Erlebnis- und Thermalbad, bitte begeben Sie sich zum Ausgang.«

Juli wurde nervös. Sämtliche Rentner hatten es mittlerweile aus den Becken und in ihre Bademäntel geschafft, nur Hella blieb stoisch im warmen Wasser sitzen, selbst als sämtliche Blubberdüsen und Unterwasserlichter pünktlich um achtzehn Uhr abgeschaltet wurden.

»Wir sollten jetzt echt gehen, sonst kommen wir nicht mehr hier raus«, flüsterte Juli, und Hella antwortete in ihrer normalen Lautstärke: »Umso besser, jetzt haben wir das ganze Schwimmbad für uns! VIP-Pass quasi, dafür zahlen andere gutes Geld!«

Hella drehte den Kopf und blickte hinüber zu dem Bademeister, der gerade ein paar Gäste zum Ausgang begleitete.

»Komm«, flüsterte Hella, nahm Julis Hand und führte sie, angetrieben von einer fast jugendlichen Begeisterung, vorbei an den Notausgangsschildern in Richtung Saunabereich.

»Die Dinger haben die vorhin schon geputzt, da schaut heute keiner mehr rein«, flüsterte sie verschwörerisch, und Juli verstand rein gar nichts. Hella zog sie einfach weiter, öffnete die Tür zu einer dunklen Kräutersauna und schob Juli hinein.

Im Inneren war es immer noch warm, doch das Licht war bereits ausgeschaltet und der herunterfahrende Saunaofen knackte, während er abkühlte. Hella blickte aus der Tür, beobachtete die Putzkräfte, die soeben den Bereich mit den Solarien gesäubert hatten und nun auf dem Weg zum Ausgang ein paar liegen gebliebene Handtücher aufsammelten. Die Wärme tat gut. Juli bemerkte, wie müde sie war.

»Jetzt sind sie fertig mit den Solarien, schau mal«, sagte Hella plötzlich und Juli schreckte hoch. »Da können wir uns kurz hinlegen, Nickerchen schadet ja nie. Und sogar währenddessen braun werden! Wobei, du hast wahrscheinlich keine zwei Euro bei dir?«

»Wo soll ich die denn versteckt haben, in meinem Hintern?«, zischte Juli zurück.

»Dachte ich mir schon«, seufzte Hella nichtsdestotrotz. Und als wäre sie in diesem Hallenbad aufgewachsen, packte Hella wieder Julis Hand und zog sie aus der Sauna hinaus und in den angrenzenden Solarienbereich. Dort angekommen, griff Hella in den Stapel frisch gewaschener Handtücher.

»Fang!«, rief sie und schmiss einen Haufen Frotteetücher in Richtung Juli.

Diese fing aus irgendeinem Instinkt heraus sogar zwei davon.

Hella lachte in Julis Richtung. »Jetzt leg das Handtuch schon auf das Dings, gemütlicher wird's heut nicht mehr.«

Juli kniff die Augen zusammen und beobachtete, wie Hella zwei Handtücher übereinander auf eine der Sonnenbänke legte, dann ein klammes, anscheinend benutztes Badetuch aus einem Korb klaubte und als Kopfkissen zusammenraffte und sich schließlich eingehüllt im Frotteemantel auf das Sonnenbett legte.

»Ist nur echt schade, dass wir ohne Münzgeld die Zeit bis morgen nicht noch sinnvoll für eine leichte Sommerbräune nutzen können«, murmelte Hella, bevor sie sich auf die andere Seite drehte und den Deckel des unbezahlten dunklen Sonnensargs ein Stück zu sich herabzog, wie ein altersschwacher Vampir.

Juli trat in die Kabine daneben und breitete nach Hellas Vorbild ihr Handtuch auf dem Sonnenbett aus, deckte sich mit einem Handtuch zu und rollte sich schließlich in Embryonalstellung zusammen. Oder wie eine wahnsinnig untalentierte Leiche. Sie hörte den Bademeister, der draußen das Bad noch einmal durchwanderte, unter den Kabinen hindurchblickte und, als er niemanden erkennen konnte, seinen Weg fortsetzte. Darauf wurde es still und Juli lag einfach bewegungslos da. Sie schloss die Augen, aber anstatt in einen traumlosen Schlaf zu gleiten, wanderten Julis Gedanken, ließen das Hallenbad hinter sich und erreichten schließlich, irgendwo zwischen Wachen und Traum, auf einer Feuerwehrleiter ihr Ziel.

FREISCHWIMMER

Juli wachte von einem Rumpeln auf. Es dauerte einige Sekunden, bis ihr Bewusstsein aus der harten Liege und dem Deckel eins und eins zusammenzählte und sie wieder wusste, wo sie sich befand. Wie lang hatte sie geschlafen?

»Hella?«, rief Juli zaghaft, kletterte aus dem Sonnenbett, zerrte den verrutschten Gürtel ihres Bademantels zurecht und tastete sich im Halbdunkel in Richtung Tür. Keine Antwort. Sie stieß mit dem Knie gegen etwas Hartes und fluchte. Dann ertastete sie den Türknauf und trat aus der Kabine.

Die menschenleere Schwimmhalle erschien ihr in der grellen Morgensonne seltsam fremd. Irgendwo gurgelte Wasser vor sich hin, die Luft roch nach Chlor. Noch einmal, diesmal etwas lauter, rief Juli nach Hella, die Schwimmhalle antwortete mit hohlem Echo. Barfuß lief Juli durch die verlassene Anlage, den Bademantel eng um sich geschlungen. Dann entdeckte sie Hella, die in einem viel zu bunten Sommerkleid am Rande des Sportbeckens stand und regungslos ins Wasser blickte. In ihrer Hand eine Flasche Sekt, die sie wohl irgendwo gefunden hatte. Als sie Juli neben sich bemerkte, hob sie den Kopf. »Hab ich dir eigentlich erzählt, dass ich nicht schwimmen kann?«

Juli antwortete nicht. Sie war solche Sätze mittlerweile von Hella gewohnt, Sätze, die vor allem Einleitung waren. Sätze, auf die Hella keine Antwort erwartete, sondern die schlicht Wegbereiter für alles Nachfolgende waren.

»Meine Eltern hatten weder Zeit noch Lust, mir das jemals beizubringen«, fuhr sie wie erwartet fort und starrte weiter auf das Wasser.

»Du denkst dir bestimmt, wenn man nicht schwimmen kann, ist es doch ziemlich simpel, dem Leben ein Schnippchen zu schlagen. Schließlich müsste ich eigentlich nur in das Schwimmerbecken springen, dann wäre es ein paar Minuten unangenehm, aber …«

Juli hörte Hella Luft holen, doch unterbrach sie einfach:

»Du hast schon erwähnt, wie schrecklich unromantisch du Ertrinken findest.«

»Ach, hab ich das? Auch dass es schmerzhaft ist?«

»Jupp«, antworte Juli schließlich. Sie hatte keine Lust, über Ertrinken nachzudenken.

Hella nahm einen Schluck aus der Flasche und bemerkte dann: »Hast du auch Hunger? Wär doch ein Wunder, wenn sich hier nichts Essbares finden würde.«

Ohne eine Antwort abzuwarten, drehte sich Hella um und schlenderte, leicht wankend, hinüber zum fahl beleuchteten Restaurant des Hallenbades und dort hinter die Bar. Juli warf einen kurzen Blick zum immer noch dunklen Eingangsbereich, dann ließ sie sich in ihrem Bademantel auf einen der Barhocker sinken. Erst jetzt bemerkte sie die leeren Sektflaschen, die sich Hella offensichtlich bereits genehmigt haben musste. Juli fragte sich, wie lang sie geschlafen hatte.

Hella hatte eine Kiste hinter der Bar herausgezogen und stellte sie vor Juli auf den Tresen. Darin Badeanzüge, Taucherbrillen, Hosen und T-Shirts.

»Such dir was Schönes aus. Das Zeug haben Badegäste wohl hier vergessen. Oder es wurde konfisziert, weil ja hier alle nackt sein müssen.«

Juli wühlte sich dankbar durch die Kiste und schälte sich nach erfolgreicher Suche umständlich in einen gelb gepunkteten Badeanzug, ohne den Bademantel dafür auszuziehen. Eine Kunst, dachte Hella, die nur verklemmte Teenager beherrschten.

Während Juli sich anzog, betrachtete Hella interessiert das Sortiment Alkoholika an der Wand. »Freie Auswahl«, strahlte sie und machte eine elegante Drehung zu Juli, »womit kann ich Ihnen eine Freude machen?«

Juli zuckte nur müde mit den Schultern, was Hella als Aufforderung aufnahm, mehrere Flaschen zu öffnen, daran zu riechen und anscheinend ohne Konzept verschiedene Flüssigkeiten in einem Wasserglas zusammenzurühren.

»Et voilà! Sex on the beach, oder eher im Hallenbad«, schwungvoll knallte sie das Glas vor Juli, »Schirmchen sind leider aus.« Dann machte sie sich daran, eine weitere Sektflasche zu öffnen und den Korken in Richtung Dampfsauna zu schießen. Juli starrte eine Weile auf die vor ihr stehende blau-grau-farbene Zusammenstellung, roch kurz daran und musste überrascht feststellen, dass der Drink nicht so schlecht roch, wie er aussah. Vorsichtig nippte sie daran.

»Sieht schlimmer aus, als es ist«, bemerkte Hella, die sich derweil in der kleinen Küche darangemacht hatte, die Kühlschränke zu plündern, und am Ende eine Packung tiefgefrorene Pommes hervorzog. »Weil ich mir gemerkt habe, dass du kein normales Frühstück magst, gibt es jetzt eine schöne Portion Fritten! Das Bad macht erst in einer Stunde wieder auf.«

»Hast du schon mal so eine Fritteuse bedient?«, fragte Juli skeptisch.

»Nein, aber wie schwer kann das denn bitte sein? Fritteuse an, Öl heiß, Pommes rein, fertig.«

Juli war etwas irritiert von dieser optimistischen Version Hellas. Doch erstaunlicherweise hatte diese auf Anhieb die richtigen Knöpfe gedrückt, und einige Minuten später blubberte braunes Fett in der Edelstahlfritteuse vor sich hin.

»Hilf mir mal«, Hella deutete auf den Sack Pommes, »schmeiß die mal hier rein.«

Wenig später saßen sich die beiden an einem der Plastiktische gegenüber, jeweils einen Pappteller Pommes vor sich. Erst jetzt bemerkte Juli, wie hungrig sie wirklich gewesen war. Allein Hella schien mit ihrer Komposition nicht wirklich zufrieden zu sein und klaubte aus der Tasche ihres Bademantels die E-Zigarette, die sie in weiser Erwartung mitgenommen hatte. Sie hauchte den kalten Rauch mit Piña-colada-crazy-Geschmack in die Weite der Thermenhalle.

»Zu Hause bei uns gibt es voll oft entweder Pommes oder halt Nudeln«, Juli redete, ohne aufzuschauen, »immer diese Fertigpakete von Miracoli. Das ist das Einzige, was mein Vater hinkriegt. Und diese Dosenravioli, aber von denen muss ich kotzen. Da ist, glaub ich, irgendwas drin, gegen das ich allergisch bin.«

Hella sah Juli dabei zu, wie sie Pommes in Ketchup tunkte.

»Schmeckt«, beeilte sich Juli mit vollem Mund zu sagen.

Hella lächelte stolz. Sie konnte sich nicht daran erinnern, wann sie das letzte Mal für jemanden gekocht hatte, sich selbst eingeschlossen.

»Ich hab das, was meine Mutter gekocht hat, auch nie gemocht. Die Leute sagen immer, es schmeckt nur, wenn's mit Liebe gekocht ist, tja, ich schätze, die Hauptzutat hat immer gefehlt. Und die hat sich gewundert, warum ich nie zugenommen hab. Ich hatte mal was mit einem Saucier, ein Franzose, der hat gemeint, Kochen sei wie Fahrradfahren. Man brauche am Anfang nur etwas Mut und müsse das Gleichgewicht halten. Was der gekocht hat, himmlisch, ich hab in der Zeit mindestens acht Kilo zugenommen. Leider beschränkte sich seine Finesse und Leidenschaft auf das Kulinarische.«

Juli schüttelte sich bei dem Gedanken daran, was Hella da implizierte.

»Kann ich dich was fragen?«

»Klar, was?«

»Du darfst auch Nein sagen.«

»Schieß los.«

»Du hast erzählt, dass du so gut Unterschriften fälschen kannst. Und für den Termin übermorgen bei Dignitas brauche ich unbedingt eine.«

Juli unterbrach sie: »Nein.«

»Nein?«

»Du hast gesagt, ich darf *Nein* sagen. Nein.«

Hella nickte, doch noch immer angespannt.

»Ich mein, du kannst nicht von mir verlangen, dass ich mit meiner Unterschrift deinen Tod besiegele.«

»Du hast recht. Vergiss, dass ich gefragt habe. Vergiss es. Bescheuert von mir.«

Juli kam sich trotzdem seltsam schuldig vor. Hella schien ihren Blick zu meiden.

»Ich hab eine Idee«, sagte Juli plötzlich, als sie einige Minuten später vor leeren Tellern saßen, »komm! Und nimm dein Handtuch mit!«

»Was hast du vor?«, fragte Hella, und Juli deutete auf das Nichtschwimmerbecken.

Hella schaute sie panisch an und suchte innerlich nach einer Ausrede.

»Mit vollem Bauch soll man nicht schwimmen«, entgegnete sie schließlich.

»Dann haben wir ja Glück«, sagte Juli, »dass du nicht schwimmen kannst.«

Das Wasser des Nichtschwimmerbeckens war dunkel gekachelt und roch stark nach Chlor. Hella stand bis zum Bauchnabel im Becken und blickte ängstlich zu Juli, die penetrant in kleinen Kreisen um sie herumpaddelte und dabei mantragleich dieselben Worte wiederholte: Arme nach vorne, Beine gestreckt. Arme zur Seite, Beine auch. Als dies Hella nicht wirklich zu motivieren schien, erklärte sie ihr, Schwimmen sei so einfach wie Fahrradfahren, und Hella erwiderte bockig, dass sie seit den Siebzigern nicht mehr auf einem Fahrrad gesessen hatte.

»Jetzt kooooomm, probiers mal!« Juli ließ nicht locker. Hella versuchte es mit Ablenkung.

»Hast du gewusst, dass Chlor eigentlich nicht riecht? Das ist eine chemische Reaktion, sobald irgendwer ins Becken pisst«, bemerkte sie, doch Juli ging nicht weiter darauf ein.

»Jetzt mach schon. Kann nichts passieren.«

»Vielleicht will ich ja, dass etwas passiert«, wandte Hella ein.

»Noch besser«, sagte Juli unbeeindruckt, »dann sparst du dir immerhin den Sprit bis in die Schweiz.«

Hella planschte unwillig im hüfthohen Wasser herum.

»Weißt du, was das Einfachste der Welt ist?«, rief Juli.

Hella fiel spontan eine Menge Dinge ein, die einfach waren: Einen mittelmäßigen Hit schreiben. Sich unglücklich verlieben. Von Kokain abhängig werden.

»Schwimmen!«, unterbrach Juli ihren Gedankenfluss, dann tauchte sie unter. Hella wunderte sich, warum eine derartige Überheblichkeit überhaupt zum Abtauchen fähig war.

»Öfter mal was Neues lernen«, prustete Juli ihr unverschämterweise entgegen.

»Vielleicht will ich gar nichts Neues lernen«, bemerkte Hella schließlich und Juli drehte den Kopf zu ihr.

»Ich mein, ist ja nicht so, dass ich das noch für irgendwas brauche«, fügte Hella an, und: »Ich geh wieder raus.« Mit den Worten drehte sie sich zum Beckenrand und kletterte die Metallleiter hinauf. Außerhalb des Wassers war es kalt. Hella warf sich den Bademantel um und sah der kleinen Gestalt zu, die in dem dunklen Becken ihre Bahnen zog. Das leise Plätschern des Überlaufes, sonst war es still. »Vielleicht kriegen wir ja eine Sauna zum Laufen!«, rief Hella, doch Juli antwortete nicht. Mit einem Mal war sie nicht mehr da.

Die kurze Unsicherheit verweilte nicht lange, ehe sie sich in Nervosität verwandelte. Hella lief los, am Beckenrand entlang. Auf den Fliesen am Boden war die jeweilige Wassertiefe vermerkt, mit jedem Meter wurde das Becken tiefer, bis schließlich ein blaues Band die Grenze zum Schwimmerbereich markierte.

»Juli?« Keine Antwort, nur das stille Wasser.

»Hilfe«, dachte Hella, und dann noch einmal »Hilfe«, und leider dachte sie nicht irgendwas Vernünftiges, so was wie »Ich kann nicht schwimmen« oder »Ich habe keine Ahnung, wie man eine Ertrinkende rettet«. Im Gegenteil: Ohne einen Moment zu zögern, glitt Hella aus dem Bademantel und stieg die Leiter hinab ins Wasser. Dann nahm sie all ihren Mut zusammen, klammerte sich an den Beckenrand und wollte sich gerade abstoßen, als Juli plötzlich neben ihr auftauchte, sie überrascht anschaute und fragte: »Was machst du denn hier?«

»Na, was wohl!«, rief Hella wütend und vergaß vor Erleichterung und Wut, sich weiter am Beckenrand festzuhalten: »Dich retten, zum ich weiß nicht wievielten Mal in den letzten 48 Stunden.«

»Ich bin doch nur eine Bahn getaucht«, rief Juli und sah Hella überrascht an: »Du schwimmst ja!«

Geschockt starrte Hella auf ihre Arme, die sich, etwas planschend und ungelenk, vor ihr befanden und sie zu ihrem Erstaunen tatsächlich über Wasser hielten, dann griff sie sofort wieder nach der Leiter und kletterte zurück ins rettende Trockene, wo sie sich erschöpft auf die blauen Fliesen fallen ließ.

»Waren das gerade die ersten Schwimmzüge in deinem Leben?«

Juli kam direkt hinterher und strahlte Hella an, die nur platt nickte und außer Atem sagte: »Tja, wenn das kein Anlass ist, noch einen Champagner zu köpfen!«

PFAND

»Wen haben wir denn hier?«

Hella drehte sich auf der Sonnenliege, knurrte kurz, ehe sie die Augen langsam öffnete und in das Gesicht des üppig behaarten Bademeisters schielte, der in seinen viel zu engen Badeshorts und weißem Poloshirt mit dem Aufdruck des Namens der Therme unsanft versuchte, Juli zu wecken, die auf der Liege neben ihr lag. Sein Ausdruck hatte nichts von der Freundlichkeit, die man in einer doch so hochpreisigen Wellnessanlage erwarten durfte. Hella starrte auf dessen Polohemd und grinste, etwas lallend: »Sie wissen aber schon, dass das hier der textilfreie Bereich ist.«

Doch der Bademeister schien den Kommentar keineswegs lustig zu finden. »Stehen Sie mal auf«, bemerkte er nur, und seine behaarte Hand an ihrem Arm verlieh seinen Worten einen autoritären Ausdruck, den Hella aber auf sonderbare Weise anziehend empfand. Ungemein schnell machten seine Worte die kurze erotische Fantasie zunichte mit den Worten, die keine Frau gerne hört: »Ziehen Sie sich erst mal wieder an.«

Vor dem Eingang der Therme hatte sich schon eine kleine Traube von grauhaarigen Rentnern versammelt, die zu dieser für Hellas Verhältnisse nachtschlafenden Stunde den um zwei Euro reduzierten Frühschwimmertarif nutzen wollten, um die Ersparnisse am Nachmittag mit gutem Gewissen bei einem Shoppingsender für ergonomische Socken wieder zu verprassen. Nun starrten sie in die Gesichter von Hella und Juli, die von zwei Polizeibeamten und dem Bademeister eskortiert das Wellnessbad verließen. Juli war kalt, doch noch mehr überkam sie das ungute Gefühl, dass ihre Reise nun ein jähes Ende nehmen würde. Hella jedoch wirkte keineswegs eingeschüchtert. Am Einsatzfahrzeug angekommen, gab sie willig ihren Ausweis an die blasse Beamtin, die schweigend die Personendaten aufnahm.

»Ihnen ist schon klar, dass das eine unerhörte Frechheit ist«, brach es mit einem Mal aus Hella heraus. »Da will man einmal mit der eigenen Nichte einen Abend entspannen und wird dann eingeschlossen. Sie glauben doch nicht wirklich, dass wir freiwillig eine Nacht auf einer Sonnenliege verbringen wollten.«

Die Beamten wechselten einen Blick, drehten dann den Kopf zu der Empfangsdame der Anstalt, die aber nicht zu Wort kam. Denn Hella war nicht fertig: »Sie wissen hoffentlich, wer ich bin.«

Der Gesichtsausdruck der Beamten verriet schnell, dass sie tatsächlich keinen Schimmer hatten, wer da vor ihnen stand. Stattdessen blickte die blasse Polizistin wieder auf den Ausweis und antwortete verwirrt: »Hella Büttner, nehme ich an?«

»Nee, der andere Name, schauen sie mal da, unter Künstlername.«

»Hella Licht?«, fragte die Beamtin genauso irritiert wie zuvor.

»Wie die Sängerin?«, rief eine Rentnerin, die das Geschehen neugierig beobachtet hatte, plötzlich entzückt aus.

»Nicht WIE, sondern GENAU die! Ich will nicht wissen, was die Presse schreiben wird, wenn die davon Wind bekommt. Das wird nicht schön, sag ich nur.«

Der Bademeister sah nun nicht mehr wütend, sondern etwas nervös aus.

Juli blickte staunend auf Hella, die selbstbewusst vor den überforderten Beamten stand und den letzten Teil ihres letzten Satzes wiederholte, um ihm noch mehr Ausdruck zu verleihen: »Gar. Nicht. Schön. Wird. Das. Für. Sie!«

Nach einer dramatischen Pause murmelte der Bademeister, der wenig Lust hatte, vom Management gefeuert zu werden, in Richtung der Polizisten, dass man unter diesen Umständen auf eine Anzeige verzichten würde.

»Das ist ja wohl das Mindeste«, ereiferte sich Hella, »eine Entschuldigung will ich!«

»Sorry«, grummelte der Bademeister widerwillig.

»Dann wäre das ja geklärt«, sagte die Polizistin und reichte Hella ihren Ausweis.

Doch statt die Gunst der Stunde zu nutzen und sich endlich mit Juli auf den Weg zu machen, sagte Hella ruhig in Richtung des Bademeisters: »Ich glaube, wir bekommen noch unsere Pfandeinlage. Für die Bademäntel.«

Zurück im Wagen, saß Juli zusammengesunken auf dem Beifahrersitz, während Hella neben ihr den Zehn-Euro-Schein in der Hand drehte und vor Stolz strahlte. »Wie habe ich das gemacht?«

Juli schüttelte immer noch fassungslos den Kopf.

»Ach, sag nix«, fuhr Hella euphorisch fort. Sie drückte Juli den Schein in die Hand: »Hier, davon kannst du dir was Schönes kaufen. Vielleicht einen schicken Bademantel?!«

Und mit diesen Worten startete Hella den Passat und fuhr hysterisch lachend vom Parkplatz. Der Restalkohol in ihrem Blut schien ihrer Stimmung zuträglich zu sein. Ihre gute Laune hielt auch die nächste halbe Stunde an, Juli hingegen war stiller geworden. Sie ahnte, dass Ulm, die Endstation ihrer Lüge, nicht mehr weit entfernt sein konnte. Nach den Schildern zu urteilen sogar nur noch 67 Kilometer.

»Fährst du heute noch bis nach Zürich durch?«, fragte Juli.

»Der Termin ist erst morgen Nachmittag. Ich glaube, ich bleibe für eine Nacht in Lindau.«

»Hm.«

»Freust du dich nicht auf deine Mutter?«

»Hm.«

»Ich sehe meine Mutter so gut wie nie«, sagte Hella. »Dabei wohnt die hier ganz in der Nähe. Heidenheim.«

»Und wieso besuchst du sie nicht?«, schöpfte Juli Hoffnung. Jede Verzögerung bot die Chance, ihren Plan zu überdenken.

»Ha! Die besuchen! Die hat sich nie groß für mich interessiert, bis ich für ne Sekunde ne Menge Kohle hatte. Ansonsten ist der so was von egal, dass ich lebe.«

»Und wenn du stirbst?«

Hella schwieg.

»Ich würde sie besuchen. Es gibt so viele Leute, die ihre Mutter nicht mal kennen, Mütter, die einfach aus dem Leben ihrer Kinder verschwinden.« Juli ließ den Satz in der Luft hängen.

»Wünsch ich mir bei meiner manchmal auch.«

»Tust du nicht.«

»Tu ich nicht?«

»Nee. So was sollte man sich nicht wünschen. Du hast immerhin die Option, sie noch mal zu sehen. Wenn sie ätzend ist, fährst du halt wieder.«

Hella war immer noch nicht überzeugt.

»Bisher hab ich dich jetzt auch nicht viel von deiner Mutter schwärmen hören«, sagte sie.

Juli schwieg.

»Weiß sie überhaupt, dass du gleich da bist?«

Juli schüttelte stumm den Kopf.

»Okay, dann fahr ich dich einfach zur Haustür. Ihre Adresse weißt du ja, oder?«

Juli schüttelte wieder den Kopf und wagte es nicht, Hella anzuschauen: »Ich weiß nicht genau, wo sie wohnt.«

»Weißt du es denn ungenau?« Hella schwante langsam, weshalb Juli so wortkarg war.

»Ganz ungenau weiß ich es. Ich schätze, sie lebt irgendwo auf dem Planeten Erde. Aber ehrlich gesagt«, sie mied Hellas Blick weiterhin, »bin ich mir selbst da nicht sicher.«

»Aber du hast doch gesagt, sie wohnt in Ulm?«

»Sorry«, bemerkte Juli kleinlaut.

»Oh, Kindchen«, Hella seufzte, erst genervt, und dann mitfühlend, »Kindchen, Kindchen, was mach ich nur mit dir.«

Als sie sah, dass Juli neben ihr mit den Tränen kämpfte, tätschelte sie ihr das Knie und schlug einen freudigeren Ton an: »Dann sparen wir uns wenigstens Ulm. Ist eh eine ausnehmend uncharmante Stadt, wenn du mich fragst. Und Mütter sind sowieso überbewertet. Da hast du nicht viel verpasst.«

»Hat deine dich geschlagen?«

»Nein, nicht geschlagen. Eher ignoriert. Ich war ihr ziemlich egal.«

»Hast du gar keine schönen Erinnerungen an sie? Nicht eine?«

Hella dachte kurz über Julis Frage nach.

»Doch, schon. Vereinzelt. Wenn meine Schwester im Krankenhaus war, sind wir manchmal gemeinsam einkaufen gegangen. Geld ausgeben konnten wir beide immer gut.«

Juli drehte sich zu Hella: »Wenn du auch nur eine gute Erinnerung hast, solltest du dich verabschieden. Ich habe keine. Keine einzige. Du hast immerhin die Möglichkeit, sie noch mal anzuschreien und ihr zu sagen, wie scheiße sie als Mutter war.«

»Da.« Sie deutete auf das Ausfahrtsschild vor ihnen: »Meintest du dieses Heidenheim?«

ABSTECHER

Regen schlug auf die Windschutzscheibe des Passat, der auf dem Parkplatz vor dem Seniorenheim stand. Hella machte keine Anzeichen auszusteigen. Stattdessen blickte sie nur starr nach vorne auf den trostlosen Bau und das Schild neben dem Haupteingang, dessen Buchstaben im Intervall des Scheibenwischers kurz sichtbar wurden, ehe sie wieder in deprimierenden Grautönen verliefen: *Seniorenresidenz Sonnenschein.* Sie hatte das Gebäude nicht so trist in Erinnerung, und alles in ihr sträubte sich davor, es zu betreten.

Juli drehte sich zu Hella: »Also wenn so ein Seniorenheim die Alternative wäre, würde ich auch eher in die Schweiz fahren.«

»Furchtbar, nicht?«

»Megafurchtbar. Komm schnell rein, dann kannst du schnell wieder raus. Deine Mutter freut sich bestimmt, dich zu sehen.«

Hella erwiderte nichts, stieg aus dem Auto und lief hastig durch den Regen zum Eingang. Einen Moment zögerte sie noch, dann griff Juli Hellas Jacke vom Rücksitz und hielt sich diese über den Kopf, als sie ihr quer über den Parkplatz hinterherrannte.

Neonröhren beleuchteten den Vorraum und Juli warf die durchweichte Jacke auf einen Plastikstuhl. Vom Cover einer Werbebroschüre auf dem Tisch strahlte sie ein sonnengebräuntes Rentnerehepaar an, das für einen lebensbejahenden Lebensabend in genau dieser Seniorenunterkunft warb. Juli blickte sich um. Wenn es einen Ort gab, den sie immer zu vermeiden suchte, dann waren es Altersheime. Dabei bezog sich ihre innere Abneigung weniger auf den Ort an sich als den stechenden Geruch, der in allen erstaunlich gleich war: eine Mischung aus getrocknetem Schweiß, Urin und Desinfektionsmittel. Aus den Lautsprechern tönte leise beruhigende Klaviermusik. Ein Pfleger, Juli konnte nicht recht sagen, ob Mann oder Frau, schlurfte in ausgetretenen Crocs an ihr vorbei zu einem Süßigkeitenautomaten, um sich daraus ein Knoppers zu ziehen. Irgendwo in der Welt war es immer halb zehn in Deutschland.

Nicht weit von Juli entfernt stand Hella vor einer Glasscheibe und buchstabierte ungeduldig dem schwäbelnden Pförtner ihren Namen: »B-Ü-T-T-N-E-R. Brauchen sie den Vornamen?«

»Na, so viele mit dem Namen wirds hier schon nicht geben«, der Pförtner lachte, »zumindest aktuell nicht mehr.«

Er schob seine Lesebrille, die mit einer bunten Kordel um seinen Hals baumelte, auf die Nase, ehe er mit einer penetranten Langsamkeit die Tastatur nach jedem einzelnen Buchstaben absuchte.

»B«, murmelte er leise, der leicht zitternde Zeigefinger schwebte einige Zentimeter über der altersschwachen

Tastatur, bis er sich, unsicher noch, in Richtung des »B« senkte.

»B«, sagte der Pförtner noch einmal, dann drückte er die Taste so fest, als wäre der unschuldige Buchstabe der An-Knopf einer Fernbedienung, deren Batterien vor langer Zeit schon den Geist aufgegeben hatten und die man bockig durch ein umso nachdrücklicheres Tastendrücken zum Weiterarbeiten animieren wollte.

»Das ›Ü‹ ist da«, Hella griff ungeduldig unter der Scheibe hindurch und grabschte nach der Tastatur.

»Ü, T, T, M Scheibenkleister, ich meinte N, E, R.« Sie schob die Tastatur zurück in Richtung des Pförtners.

»Enter können Sie ja wohl alleine drücken.«

Mit leicht zusammengekniffenen Augen starrte dieser lange auf den Bildschirm, um sich nach einer gefühlten Ewigkeit Hella zuzuwenden: »Büttner, sagen Sie's doch gleich, Sie sind verwandt?«

Hella atmete tief aus, ehe sie sich zu einer letzten Spur verbliebener Freundlichkeit zwang, und nickte: »Die Tochter.«

»Die Tochter, das sieht man ja gleich! Dritter Stock, drittes Zimmer links.«

Hella bedankte sich kurz angebunden und drehte sich in Richtung Foyer zu Juli um. Diese nickte ihr aufmunternd zu.

»Dauert nicht lange!«, rief Hella noch in ihre Richtung, ehe sie den Gang hinunter verschwand. Juli sah ihr nach und lehnte sich auf der kalten Plastikschale des Sitzes zurück, drehte den Kopf und bemerkte nun erst die androgyne Pflegekraft, der oder die ihr gegenüber vergeblich ein Knoppers aus der Plastikhülle zu befreien versuchte und nach einer Weile die Zähne zur Hilfe nahm. Mit einem Knurren machte sich Julis Magen bemerkbar, die Pommes vom Morgen hatten nicht lange vorgehalten. Die Pflegekraft ihr gegenüber hatte das Knurren anscheinend auch gehört, hob den Kopf mit dem Knoppers im Mund und einer Spur von Panik im Blick, als wäre Juli kurz davor, Mundraub zu verüben. Juli versuchte eines dieser Lächeln, die nur den Ansatz einer Sekunde über das Gesicht gleiten, aber bei aller Anstrengung nicht länger zu halten waren. Dann stand sie auf und lief den Flur entlang. »Gemeinschaftsraum«, versprach ein Pfeil nach links. Gemeinschaft war zwar das Letzte, was Juli suchte, trotzdem bog sie nach links ab. Gemeinschaftsraum, das klang nach dem Epizentrum und gesellschaftlichen Mittelpunkt des Seniorenheims *Sonnenschein*, und wenn Juli eines über Senioren wusste, dann, dass sie aus unerfindlichen Gründen immer Tee tranken, und Tee, das wusste sie von ihrer Großmutter, niemals ohne etwas »zu knabbern« serviert wurde.

Ziehen stand auf der Schwingtür, deren Milchglas Juli noch vom Gemeinschaftsraum trennte. Juli zog an der Tür und zog noch einmal. Dann hörte sie ein schadenfreudiges Kichern. Sie drehte sich um und sah in das feixende Gesicht eines steinalten Mannes im Rollstuhl. Und obwohl dieses Kichern deutlich älter klang als das, was sie von mobbenden Mitschülern kannte, wusste Juli genau, was es bedeutete: ein lahmer Streich. Also drückte sie gegen die Tür, die *Ziehen* verlangte und nun bereitwillig aufschwang. Ein knappes Dutzend Augenpaare war auf sie gerichtet, der Rest klebte an dem verstaubten Flatscreen, den irgendein unbarmherziger Azubi auf MTV geschaltet hatte. Juli blickte sich um, blickte in ein Zimmer voller Sofas und Sessel und Rollstühle.

»Hier ist noch ein Platz frei«, hörte sie eine alte Dame freundlich sagen. Juli nickte dankbar und ließ sich auf das durchgesessene Polster der Couch neben ihr fallen.

Kaum zehn Sekunden vergingen, bis ihre Sitznachbarin wieder laut sagte: »Hier ist noch ein Platz frei!«

Und irgendjemand im Raum rief: »Halt die Klappe, Elvira, jetzt kommt die Sendung mit den jungen Menschen!«

»Schnauze«, rief eine andere Stimme von irgendwoher.

»Hier ist noch ein Platz frei«, sagte die alte Dame, die offensichtlich Elvira hieß, nochmals, ebenso freundlich wie zuvor.

Juli nickte und versuchte ein Lächeln.

TAUBEN FÜTTERN

»DRITTER STOCK«, kündigte die gelangweilte Roboterstimme des Fahrstuhls Hellas Ziel an. Die Türen öffneten sich mit einem lauten »PING«, und eine stumpfe Emaillen-Drei auf der Wand gegenüber verriet Hella, dass sie hier richtig war. Vor ihr lag ein dunkler Gang, der sich nach links und rechts verlief. Hella kniff ihre Augen zusammen, um die Beschriftung lesen zu können.

»Da wird unsere Irmi sich aber freuen!«

Hella schrak zurück.

»Wir haben ja so viel von Ihnen gehört, wir haben im Kollegium schon Wetten darauf abgeschlossen, ob es die Demenz ist oder ob die Irmi wirklich die Mutter der legendären Hella Licht ist! Der Nachname ist ja ein anderer!«

Hella nickte irritiert und folgte der viel zu gut gelaunten Pflegerin.

»Und da sind wir schon!«, kündigte diese mit einer Begeisterung in der Stimme an, die jeden Wanderzirkus-Direktor vor Neid erblassen ließe, und stieß schwungvoll die Zimmertür auf.

Hella trat ein. Die wolkenverhangene Sonne gab sich in jenem Moment alle Mühe, sich gegen die seit Jahren nicht geputzten Fensterscheiben durchzusetzen, und Hella sah sich in dem kleinen Raum um.

»Die Poster haben wir alle über die Jahre gesammelt!«, verkündete die Pflegerin mit Stolz in der Stimme.

Hella registrierte die vergilbten Poster, die allesamt ihr eigenes, deutlich jüngeres Konterfei abbildeten. Der Staub flimmerte in der Luft, höchst motiviert, die tragische Realität des Zimmers 3 im dritten Stock zu verschleiern.

Doch Hella sah sich nun nicht mehr nach Plattencovern oder Postern an der Wand um. In einem Rollstuhl, ein kleines Tischchen neben sich, saß eine in sich zusammengesunkene Gestalt, die so gar nichts mit ihrer einst so stolzen Mutter gemeinsam hatte.

»Hallo, Mama, ich bins.«

Zum ersten Mal seit vielen, vielen Jahre sah sie ihre Mutter lächeln. Die alte Frau griff nach ihrer Hand und ließ sie nicht mehr los, bevor sie Hella anschaute.

»Meine Theresa, bist du gekommen, um deine alte Mutter zu besuchen.«

Hellas Körper erstarrte. Innerhalb von Sekunden war alle sorgsam im Unterbewusstsein vergrabene Wut von früher wieder da. Es war eine Zeitverschwendung gewesen, hierherzukommen. Was hatte sie auch erwartet von einer Mutter, die ihr ganzes Leben dem Wohlergehen ihrer kleinen Schwester gewidmet hatte, egal wie viel Mist Theresa baute, egal ob sie von der Schule flog – und noch viel schlimmer war es gewesen, wie egal alle Bemühungen einer kleinen Hella stets gewesen waren, sich ein kleines Stück Mutterliebe zu ergattern. So sehr hatte sie sich bemüht. Sie war, verdammt noch mal, sogar berühmt geworden, was brauchte es noch, damit sie sie wenigstens ein einziges Mal zur Kenntnis nahm? Das Zimmer war zutapeziert mit ihrem Gesicht, aber sie konnte sie nicht erkennen, wenn sie live vor ihr stand?

Die alte Dame vor ihr machte sich nicht die Umstände zu zweifeln: »Ach, meine Theresa«, flüsterte sie und ließ ihr schmales, adernumranktes Handgelenk in den Schoß sinken, ohne Hella loszulassen. Die Pflegerin sah sie bedauernd an: »Ach, das passiert öfter bei unseren Demis – so heißen bei uns die Demenzkranken«, beeilte sie sich zu sagen. Entschuldigend nickte sie in Richtung der voll tapezierten Wände: »Aber sehen Sie da? Das haben wir, also damit meine ich das Pflegeteam, nicht nur mit Tesa festgeklebt, da hat ihre Mutter darauf bestanden, dass wir das mit Tapetenkleister dingfest machen, vor fünfzehn Jahren schon. Die Poster hat unsere damalige Azubine auf dem Flohmarkt gefunden, ist das nicht toll?!«

Hella hörte nicht mehr hin. Zu fest hielt sie der Griff der Mutter, einer Mutter, die sie nicht mehr erkannte und deren Faust sich trotzdem schützend um ihre Hand schloss. Ein alter, zitternder Zeigefinger, der Hellas Handrücken streichelte, eine so überraschende Berührung, zart wie Insektenflügel. So unvermittelt, dass diese Sanftheit selbst Hellas Wut für einen Moment innehalten ließ. Hella sah, wie die Augen der alten Dame sie trüb und liebevoll anblickten.

»Wissen Sie, was bei unseren Demis immer sehr erfolgreich die Erinnerung wiederherstellt?«, warf die Pflegerin ein.

»Medikamente?«, tippte Hella.

»Musik! Kennen Sie sich ja aus mit. Das lieben die Demis!« Die Pflegerin trat bei ihren Worten auf den verstaubten Plattenspieler zu, der in der Regalwand neben einem Bücherstapel sein tristes Dasein fristete. Eine Platte zog die Pflegerin heraus, wie sie es anscheinend öfter getan hatte, und setzte den Teller in Gang, nachdem sie den Tonträger sorgsam darauf platziert hatte: »Sie wollen nicht wissen, wie oft ich ihr das schon auflegen musste«, und nötigte die altersschwache, mit den Jahren stumpf gewordene Nadel zu einem letzten Lied.

Es knisterte, die Pflegerin drehte die Lautstärke auf Maximum.

Die alte Dame tätschelte Julis Knie, diese zuckte unwillkürlich zusammen.

»Magst du Kuchen?« Sie zeigte auf den Plastikteller auf ihrem Schoß, auf dem ein halb aufgegessenes Stück Bienenstich lag.

»Nein, danke«, sagte Juli höflich.

»Na, dann kriegen es die Tauben«, entgegnete die alte Dame. Sie begann, den Kuchen auseinanderzuzupfen, und ließ die Bröckchen nacheinander auf den Teppichboden fallen.

»Gurrr, gurrr, kommt, meine Täubchen!«, rief sie.

Von irgendwoher brüllte jemand: »Halt dic Schnauze, Elvira!«

Im Stillen exerzierte Juli die Möglichkeit durch, eventuell doch nicht in einer Seniorenresidenz, sondern in einer Klapse gelandet zu sein, doch ihr Gedanke wurde jäh von einem nervtötenden Neue-Deutsche-Welle-Intro unterbrochen. Ein Intro, das Juli schon Tausende Mal gehört haben musste. Und dann hörte sie Hellas Stimme …

Erst war ich schlecht allein
und dann traf ich auf dich
und dann war ich schlecht zu zweit
und blieb trotzdem: Ich.

… erklang es von irgendwoher. Der Raum wurde unruhig, selbst die nicht ganz zurechnungsfähige Seniorin neben ihr unterbrach ihr imaginäres Taubenfüttern.

»Sonst reagiert sie darauf immer«, brüllte die Pflegerin neben Hella gegen die Lautsprecher an. Die nickte langsam und starrte auf das zusammengesunkene Bündel Mensch, das mal ihre Mutter gewesen war, nun aber wieder apathisch die Wand anstarrte, jeder Gesichtsausdruck war aus ihrem Antlitz gewichen. Der Lärm schien sie nicht groß zu beeindrucken.

Ihr ursprüngliches Vorhaben kam Hella mit einem Mal naiv und dumm vor. Noch lauter als ihre Hitsingle pochte ein Gedanke von innen gegen ihre Stirn, dumm, dumm, wie kann man so dumm sein, wie kann man so naiv sein, brüllte es in ihr. Wenn sich jemand schon ohne Demenz ein Leben lang nicht um sie scherte, wieso sollte sich das plötzlich ändern, wie dumm, wie kleinmädchenhaft, sie war mittlerweile selbst schon Quasirentnerin, aber immer noch, dröhnte es hämisch, immer noch das kleine

Popsternchen, das sich nach einer Äußerung des Stolzes sehnte. Das halbe Kind, das nie gesehen wurde und deshalb doch wenigstens gehört werden wollte, und wenn es im Radio war. Hellas Enttäuschung auf sich selbst wurde größer, je länger das Lied lief und je länger ihre Mutter, als wollte sie Hella provozieren, es stumm starrend ignorierte.

Es war eine dumme Idee gewesen, sich von einer Frau verabschieden zu wollen, die einen niemals freudig begrüßt hatte, dachte sie noch, dann drehte sie sich um und verließ das Zimmer, ohne sich noch einmal umzublicken. Ihr Puls raste, vor ihr tanzten Sterne, ihr Kreislauf spielte verrückt. Sie ließ sich auf die erste Stufe im Treppenhaus sinken. Dort blieb sie sitzen.

Schlussendlich blieb meistens wenig,
und am allerwenigsten ich,
selbst ich ließ mich dann, kurz vor irgendwann,
mit gutem Grunde im Stich.

Hella hörte sich selbst singen, feinfühlig und lebendig klang ihre Stimme. Und jung, so verdammt jung. Da vergrub die alternde Frau, das gefallene Popsternchen, das enttäuschte Kind in ihr, die vom Leben schlicht erschöpfte Hella ihr Gesicht in den Händen und begann, hemmungslos zu weinen.

Zwei Stockwerke darunter hingegen schien die Stimmung deutlich besser. Erstaunt sah Juli sich um, Elvira neben ihr schien ihre Demenz kurzfristig vergessen zu haben und sang mit zitternder Stimme, aber textsicher Hellas Lied mit.

Diesmal brüllte niemand »Klappe, Elvira«, im Gegenteil. Der Mann, der eben noch lautstark auf sein Recht bestanden hatte, in Ruhe MTV zu schauen, und nun kein Wort mehr verstand, schälte sich aus dem Sessel, stützte sich auf einen Stock und begann, sich langsam im Takt zu wiegen.

Immer mehr Bewohner der *Seniorenresidenz Sonnenschein* erhoben sich aus ihrer Starre, lachten oder schunkelten beschwingt im Takt. Der Gemeinschaftsraum verwandelte sich immer mehr in Deutschlands ältesten Dancefloor.

Beim Refrain stimmten einige der Rentner mit ein, und gerade als Juli sich sehr sicher war, dass es sich um ein Irrenheim handeln musste und die Lage nicht bizarrer werden konnte, durchquerte der wohl älteste MTV-Zuschauer der Welt den Raum, ging auf Elvira zu, streckte die Hand nach ihr aus und brüllte gegen die Hymne der Alten in ihre Richtung: »DARF ICH BITTEN?«

Von all dem Tumult bekam Hella nichts mit.

»Ach, ach«, murmelte die Pflegerin, die mittlerweile neben der vom Heulkrampf bebenden Hella auf der Treppe Platz genommen hatte und ihr unbeholfen einen Arm um die Schulter gelegt hatte.

Und während eine in die Jahre gekommene Hella sich die Tränen aus dem Gesicht wischte, stimmte eine jüngere, hoffnungsvollere Hella die letzte Strophe an.

WANN SIND WIR DA?

»Wir hätten nie herkommen sollen.«

Hella klappte den Blendschutz herunter. Die Sonne knallte unbarmherzig, und ohne auf Hellas Endzeitstimmung Rücksicht zu nehmen, auf den Passat.

»Das hast du jetzt zum zehnten Mal gesagt.« Juli kurbelte das Fenster herunter. Seit einer knappen halben Stunde saßen sie nun im Wagen, ohne sich einen Meter vom Parkplatz des Seniorenheims wegbewegt zu haben.

»Gib mir noch so eins.«

»Ist das letzte.« Juli zupfte ein Tempo aus der Packung.

»Sag ich doch! Ich bin, verflucht noch mal, das Aller-, Allerletzte. Du hattest schon recht damit.«

Hella wischte sich mit dem Taschentuch über das Gesicht.

»Wollen wir weiterfahren?«, fragte Juli irgendwann.

»Wir fahren seit Tagen einfach nur weiter!«, heulte Hella frustriert auf.

Juli wusste nichts darauf zu erwidern. Vor ihr tanzte Staub im gleißenden Sonnenlicht. Sie drehte nervös an dem Schneckenhaus in der Tasche ihres Pullis herum.

Hella schniefte ein letztes Mal, dann beugte sie sich über Juli und fischte im Handschuhfach nach irgendetwas. Anschließend lehnte sie sich im Fahrersitz zurück und zog die E-Zigarette aus ihrer Manteltasche. Doch als Hella daran zog, passierte gar nichts. Nicht mal das kleine Lämpchen leuchtete. Ein paarmal schlug Hella den Vaporizer auf das Armaturenbrett, doch der verweigerte weiterhin seine Dienste.

»Scheiße«, fluchte Hella, nahm die Zigarette aus dem Mund und warf sie in den Fußraum. Dann startete sie den Motor.

»Wohin jetzt?«, fragte Juli.

»Na, wohin wohl?«, antwortete Hella. »Weiter. War doch dein Vorschlag.«

Hella schloss kurz die Augen und versuchte einen klaren Gedanken zu fassen. Dann drehte sie den Kopf zu Juli.

»Willst du zu deinem Vater? Ich kauf dir ein Ticket für die Bahn. Der macht sich doch sicher schon Sorgen um dich.«

Juli wusste nicht, was sie antworten sollte. Nein, aus Gründen, die sich ihr selbst nicht erschlossen, wollte sie nicht aus diesem fahrenden Mülleimer aussteigen. Und noch weniger wollte sie nach Hause. So schüttelte sie nur den Kopf und blickte Hella mit großen Augen an, die schnaufend ausatmete.

»Was mach ich nur mit dir?«

»Ich war noch nie in Lindau. Oder in der Schweiz. Und vielleicht überlegst du es dir ja noch mal alles, dann hätte ich gleich eine praktische Rückfahrgelegenheit.«

Zu Julis großem Erstaunen fand Hella in ihrem aufgebrachten Zustand ohne Schwierigkeiten zur nächsten Autobahnauffahrt.

»Was hast du eigentlich die ganze Zeit da unten gemacht?«, fragte Hella schließlich.

Juli holte Luft. Seit sie im Auto saßen, brannte sie darauf, Hella alles zu erzählen, von dem Rentner, der, auf seinen Rollator gestützt, zu ihrem Hit zu tanzen versucht hatte, von Elvira, die in den Armen von Deutschlands ältestem MTV-Zuschauer geschunkelt hatte. Aber plötzlich kam ihr all das unpassend vor. Sie saß hier neben Hella, dem Menschen, und nicht Hella, dem Star des Altersheims.

»Tauben gefüttert«, sagte sie schließlich, »wir haben die Tauben gefüttert.«

LINDAU

»Wusstest du«, Hella nahm das Faltschirmchen aus ihrem Eiskaffee, »wem Lindau eigentlich gehört?«

»Dir?« Juli, die Hellas mal reizende, mal anstrengende Selbstbezogenheit mittlerweile gewohnt war, hakte mehr aus Gewohnheit denn aus echtem Interesse nach.

»Lies mal, was da auf der Plakette steht.« Hella deutete über sich auf die Fassade des Cafés, vor dem die beiden saßen.

Großzügig der Stadt zu Verfügung gestellt von Erwin Perfahl stand dort eingraviert.

»Einem Herrn Perfahl?«, versuchte Juli Hellas rhetorische Frage zu beantworten.

»Und jetzt«, Hella rutschte auf ihrem Stuhl hin und her, gleich einem Vorschüler, der es nicht erwarten kann, seiner Mama am Muttertag den selbst getöpferten Kresseigel zu präsentieren, »jetzt schau mal da auf das Haus gegenüber!«

Juli tat, wie ihr geheißen, und fixierte die goldene Plakette an der Hauswand direkt gegenüber, obwohl sie, trotz des Lobs ihres Optikers, nicht in der Lage war, den Text darauf mit einhundertprozentiger Sicherheit wiederzugeben.

»Großzügig der Stadt vermacht von«, improvisierte Juli und war zum ersten Mal dankbar über Hellas Tick, sie ständig zu unterbrechen.

»Von Erwin Perfahl«, jubelte diese, und Juli nahm noch einen Schluck von dem Leitungswasser, das ihr Hella bestellt hatte, nicht ohne sich zuvor zu vergewissern, dass Leitungswasser auch tatsächlich nichts kostete.

»Wünschen die Damen noch etwas?« Der viel beschäftigte Kellner des Eiscafés Venezia drehte sich geschäftig zu den beiden um.

»Einen Absacker vielleicht? Grappa? Der Chef lässt ausrichten, wie sehr er sich über Ihren Besuch freut.«

Hella nickte gnädig, als habe sie nichts anderes erwartet: »Einen Absacker nehmen wir noch, Fabio«, antwortete sie hochmütig, und der italienische Kellner, der sehr sicher weder Italiener war noch Fabio hieß, nickte dermaßen automatisiert, als hätte er schon lange vergessen, dass sein eigentlicher Name Joško war.

»Der Perfahl«, unnötigerweise flüsterte Hella, »dem gehört hier die ganze Stadt.«

Juli versuchte, weniger verwirrt als ebenso verschwörerisch zurückzunicken, obwohl sie keine Ahnung hatte, worauf Hella hinauswollte.

Hella allerdings reagierte nicht mehr darauf, sondern lehnte sich zurück, blinzelte und ließ sich die letzten Strahlen der Nachmittagssonne aufs Gesicht scheinen.

»Scheint ein krasser Typ zu sein«, versuchte Juli einen Gesprächseinstieg und zermarterte sich gleichzeitig das Hirn, wie sie ihrer Sitznachbarin klarmachen könnte, dass sie sich schon wieder nicht um eine Übernachtungsmöglichkeit gekümmert hatten, wenn man von den altersschwachen Sitzen des Passat einmal absah.

»Mit den besten Grüßen vom Doktor Perfahl.«

Fabio stellte ein Glas und eine Flasche Cognac auf den Tisch. Stolz deutete er auf das Etikett.

»Unser allerbester Tropfen, seit dem Frühjahr siebenundachtzig wartet diese Flasche schon sehnsüchtig auf Sie, Sie ahnen nicht, was für eine Ehre es ist, dass ich diese jetzt entkorken darf!«

Julis von Erstaunen entstelltes Gesicht stand im krassen Kontrast zu Hella, die sich, als habe sie nichts anderes erwartet, völlig entspannt in ihrem Stuhl zurücklehnte: »Na dann, fragen Sie ihn doch mal, ob er sich nicht zu uns gesellen will.«

»Nicht nötig«, erwiderte der Kellner, der Chef habe seit Jahren auf diesen Tag hingefiebert, nur um etwas Geduld müsse er die Damen noch bitten, aber vielleicht hätten die Damen ja noch einen Wunsch?

Mit einem Zwinkern, das wohl verschwörerisch gemeint sein sollte, drehte er sich zu Hella: »Vielleicht eine Kugel Schlumpfeis für die Kleine?«

Schlumpfeis, dachte Juli, zunehmend wütend auf diesen pseudoitalienischen Kellner. Stattdessen griff sie nach dem vollen Glas honigfarbenen Schnapses und stürzte es zu Hellas Verwunderung herunter. Ihr Hals fühlte sich an, als habe er kurzfristig Feuer gefangen. Sie hatte nie verstanden, was an Schnaps so lecker sein sollte. Juli ließ sich nichts anmerken, im Gegenteil, schenkte einfach nach. Hella hob eine Augenbraue.

»Und hier der *›Happy Schlumpf-Teller‹* für die kleine Lady.« Der Kellner knallte eine Komposition aus blauem Eis, einer Eistüte als Nase und panisch dreinblickenden Smarties-Augen vor Juli. Sie hatte kaum Zeit, die kulinarische Scheußlichkeit vor ihr genauer zu fixieren, dann durchbrach eine viel zu laute Version von *»Final Countdown«* die Stille der bayerischen Kleinstadt.

»Die Nebelmaschine ist uns leider vor ein paar Jahren gestohlen worden«, raunte der Kellner, und dann trat ein kleiner, dünner Mann durch die Glastür und öffnete die Arme. Hella schlug, für Julis Geschmack etwas zu affektiert, die Hände über dem Mund zusammen.

»Erwin!«

»Hella Licht, wie sie leibt und lebt! Dass ich diesen Tag noch erleben darf!«

Sie sprang auf, der Stuhl fiel polternd zu Boden, aber dies schien außer Juli niemanden groß zu stören, sondern im Gegenteil genau in dieses seltsame Theater zu passen, das sich mehr und mehr nach einem Zwei-Personen-Stück anfühlte.

»Meine Hella – endlich in Lindau!« Erwin strahlte Hella an, legte beide Hände auf ihre Schultern und drückte ihr einen Kuss auf die Wange. »Komm, komm, wir gehen rein«, ohne Juli auch nur eines Blickes zu würdigen, »drinnen ist es doch viel gemütlicher.«

Galant bot er Hella den Arm an, die ohne zu zögern aufstand und sich bei dem Fremden einhakte. Einmal wandte sie sich noch um, nicht etwa, um nach Juli zu sehen, die sitzen geblieben war, sondern um die Reste ihres Cognacs noch in einem Zug herunterzustürzen. Dann verschwand sie mit Erwin im Inneren des Lokals.

Einige Sekunden starrte Juli den unbeeindruckt vor sich hin schmelzenden *Happy Schlumpf-Teller* vor ihr an. Die Smarties-Augen weinten inzwischen dicke, blaue Milcheistränen.

»Wir schließen gleich.« Der Kellner räusperte sich, und Juli riss sich von der mittelmäßigen kulinarischen Analogie auf dem Teller vor ihr los und stand auf.

»Aber du kannst gerne hier warten. Ich meine, solange deine Großmutter sich da drin noch mit dem Chef unterhält,« erklärte er und begann die restlichen Tische abzuräumen.

Juli reichte es. Der honigfarbene Cognac hatte ihr Mut gemacht, den sonst so lauten inneren Kritiker in eine Cheerleaderin verwandelt. Juli sah dem Kellner hinterher und schob ungerührt den Schlumpfteller auf die Tischkante. Dann tippte sie den Rand des Tellers mit dem Zeigefinger an, nur eine kleine Bewegung, und das von der Abendsonne entstellte Schlumpfgesicht zerschellte auf dem Kopfsteinpflaster der Maximilianstraße.

»Ups«, sagte sie mit Blick zum Kellner, der nun den Kopf zu ihr gewandt hatte. Dann stand sie auf und ging auf die Tür zu, durch die Hella und ihr Begleiter verschwunden waren.

ALTE BEKANNTE

Julis Augen brauchten nur kurz, um sich an das gedimmte Licht im Café zu gewöhnen. Sie blinzelte, dann entdeckte sie, der schummrigen Innenbeleuchtung zum Trotz, Hella und ihren Begleiter in einer der Sitzecken des Eiscafés.

Die beiden schienen jedoch versunken ineinander und nahmen kaum Notiz von Juli, die geräuschvoll einen Stuhl für sich an den Tisch schob.

»Und erinnerst du dich noch, das erste Bild von uns beiden, in der BUNTEN?«

Erwin Perfahl lächelte Hella an.

»Aber sicher! Ich weiß sogar noch die Bildunterschrift: *Der Schönheitspapst und die Pop-Legende – was ist dran an den Gerüchten?*«

»Richtig, das war kurz nachdem ich die Klinik hier eröffnet hatte!« Hellas Begleiter lachte, hob sein Glas, und sie stieß ihres klingend dagegen.

»Auf damals!«, rief sie.

»Und noch viel wichtiger: auf heute«, erwiderte Perfahl galant. Unschlüssig saß Juli neben den beiden und dachte darüber nach, wieso die Wissenschaft immer noch kein Mittel entdeckt hatte, mit dem man sich in Luft auflöste.

»Dass wir uns nach so vielen Jahren wieder treffen würden, unglaublich. Ich muss ja zugeben, irgendwann hatte ich die Hoffnung aufgegeben, dich noch mal wiederzusehen.«

»Ja, da ist wohl einiges dazwischengekommen«, flirtete Hella. Juli kam sich völlig fehl am Platz vor, peinlich berührt. Die ganze Situation war ihr unangenehm, ähnlich wie bei einem gemeinsamen Filmabend mit ihrem Vater, wenn plötzlich eine Sexszene über den Fernseher flimmerte.

»Und das ist also deine Tochter«, wurde Julis Gedankengang jäh unterbrochen.

»Quasi!«, antwortete Hella fröhlich, die Stimme dem Alkohol geschuldet etwas verschwommen, »das ist meine Juli.«

Dabei sah sie nicht mal in ihre Richtung.

Während Hella in Gesellschaft des Schönheitspapstes aufzublühen schien, fühlte sich Juli immer kleiner. Denk an was Schönes, dachte Juli und dann: Wieso fällt es mir eigentlich so schwer, an was Schönes zu denken und dann: Was für ein Opfer bist du eigentlich, dass du vor zwei Nächten auf einer Feuerwehrleiter noch dachtest, du wirst ohnmächtig vor Glück, und jetzt nicht mal für eine Sekunde dankbar sein kannst? Wofür überhaupt nach so schönen Erlebnissen jagen, wenn selbst die Erinnerung an einen so seltenen, so unglaublichen Moment dir langfristig gar nichts bringt?

Während Hella und der Mann sich lachend von Schwank zu Anekdote aus längst vergangenen Tagen hangelten, von Galas in München und verkorksten Nasen-OPs sprachen und Juli nicht einmal auch nur anschauten, wurde dieser schmerzhaft klar: Sich einsam fühlen, wenn man alleine ist, kann jeder. Wenn man alleine im Bus sitzt und alleine auf dem Schulhof steht und alleine für den Vater Werbeprospekte faltet, macht es irgendwie Sinn, sich sehr einsam und verloren auf diesem Planeten zu fühlen. Doch die Einsamkeit in Gesellschaft schmerzte dann doch auf eine sehr viel speziellere, ausweglose Weise. Sie kannte das Gefühl von den Pausen auf dem Schulhof, in denen sie jedes Mal einsam und scheinbar unsichtbar für alle anderen das Ertönen des nächsten Gongs herbeisehnte.

Die Tatsache, dass eine überdrehte Hella Juli höchstens mal in einem Nebensatz erwähnte und dann abwechselnd als »Nichte« oder »Tochter« oder »Verkehrsopfer« bezeichnete, machte es nicht besser. Juli kam sich zunehmend albern dabei vor, den beiden Alten beim Aufwärmen von Geschichten beizuwohnen, die sich in einer Zeit zugetragen haben mussten, als sie selbst noch nicht mal geboren war.

»… und dann hast du mich nach dem Konzert einfach stehen lassen!«, und bei seinen Worten hatte der mittlerweile stark alkoholisierte Perfahl Tränen in den Augen.

»Du warst mit deiner damaligen Freundin, wie hieß sie noch, Cindy oder so, da! Was hätte ich denn machen sollen, so tun, als sei ich eine deiner Patientinnen?«

»Na streng genommen«, er starrte in Hellas Ausschnitt, »warst du das ja auch!«

»Aber damals noch nicht, und überhaupt waren diese

beiden Hübschen«, sie nahm ihre Brüste in die Hände, »auch mehr Versuchskaninchen als ein Gefallen!«

»Kann ich kurz mal Ihr Handy benutzen?«, unterbrach Juli schließlich den nicht enden wollenden Redefluss der beiden.

Perfahl fixierte Juli kurz, als habe er völlig vergessen, dass sie auch noch da sei.

»Ich will nur was googeln«, sagte sie.

Sichtlich gezwungen, beeilte er sich zu nicken, entsperrte den Bildschirm und wandte sich augenblicklich wieder Hella zu. Juli wischte mit dem Pulloverärmel das Display sauber, dann öffnete sie den Browser. Die zuletzt aufgerufene Seite poppte auf, sugardaddy.de. Natürlich, dachte Juli verächtlich. Sie rief die Seite der Bahn auf, schielte kurz auf die Uhrzeit.

»Es gibt noch einen Zug zurück«, zum zweiten Mal mischte sich Juli ein und ergänzte, »zu meinem Vater.«

Diesmal schenkte Hella ihr die volle Aufmerksamkeit. Verwirrt schaute sie Juli an.

»Jetzt noch? Es wird bald dunkel!«

»Ich glaube, der macht sich sicher schon Sorgen. Aber ich brauch Geld«, sie zeigte auf das Handydisplay, »112 Euro.«

»Na, dann lass doch deine Nichte fahren, wenn sie will.« Hellas Gegenüber tastete in der Innentasche seines Sakkos nach seiner Brieftasche und fummelte drei Fünfzig-Euro-Scheine heraus.

»Von dem Rest kannst du dir ja eine schöne Apfelschorle im Bordrestaurant gönnen.«

Juli war überrumpelt. Eigentlich hatte sie dieses Manöver geplant, um Hella an ihre Existenz zu erinnern. Sie wollte nicht nach Hause. Sie wollte raus aus dem blöden Eiscafé, sie wollte weg von dem Mann, dem Lindau gehörte, sie wollte sich mit Hella im Dunkeln eines billigen Doppelzimmers zanken. Aber Hella reagierte nicht, nickte nur verwirrt.

»Soll ich dich noch zum Bahnhof fahren?«

»Der ist direkt um die Ecke, da kann die Kleine hinlaufen. Keine fünf Minuten! Kein Grund, diesen«, er hob sein Glas, »wunderschönen Abend einfach zu unterbrechen, nicht wahr, meine Liebe?«

»Natürlich, also«, Hella fixierte Juli, »wenn es also das ist, was du willst, dann natürlich. Es kommt nur so plötzlich!«

Juli nickte beklommen. Nun schien es zu spät, um noch einen Rückzieher zu machen. Wortlos nahm sie das Geld an sich, warf sich ihre Jacke über, griff nach ihrem Beutel und stand auf.

»Na dann, tschüss«, sagte sie unbeholfen.

»Ja, tschüss dann«, antwortete Hella ebenso verlegen.

Der Bewegungsmelder über der Cafétür klingelte leise, und so plötzlich, wie Juli in Hellas Leben hineingestürzt war, verschwand sie auch wieder daraus.

Draußen stand sie eine Weile unschlüssig vor dem weißen Passat, ihr Zuhause der letzten Tage. Probeweise versuchte Juli die Tür zu öffnen, und Tatsache, Hella hatte den Wagen nicht abgesperrt. Sie kramte in ihrem Beutel nach einem Kuli, nahm die Dokumente aus dem Briefumschlag. Sie studierte für einige Minuten die Unterschrift des Arztes, probte sie vier-, fünfmal auf dem Umschlag und setzte dann schwungvoll die fremden Initialen auf das Originaldokument für die Sterbehilfe. Sollte Hella doch verrecken.

RICHTUNGSWECHSEL

Juli lief einige Schritte, schnell, noch schneller, dann, sobald sie sich außer Sichtweite des Cafés ahnte, blieb sie stehen.

Sie starrte auf die drei Scheine in ihrer Faust. Versuchte, das Gefühlsdurcheinander in sich zu sortieren, versuchte, die letzten paar Minuten zu rekonstruieren. Eben noch war sie mit Hella unterwegs gewesen, zu zweit, zwar ohne Ziel, aber immerhin nicht alleine. Und nun stand sie in der Fußgängerzone einer ihr fremden Stadt, ohne zu wissen, wo sich der Bahnhof überhaupt befinden sollte, ohne überhaupt viel zu wissen.

Irgendwo schlug eine Kirchturmuhr sechs Mal und Juli versuchte, nicht in Panik zu verfallen. Vor ihr eine Kreuzung, sie lief ein paar Schritte darauf zu, ein Wegweiser kündigte die Autobahn an, die sie hierhergebracht hatte, direkt darunter jedoch wies ein Schild nach links in Richtung Bahnhof. Juli zog den Reißverschluss ihrer Jacke zu und bog links ab.

SCHNECKENHAUS

Hella konnte den Abend plötzlich nicht mehr genießen. Der leere Platz neben ihr lenkte sie ab, jetzt noch mehr als zehn Minuten zuvor, als die eigentliche Ablenkung dort gesessen hatte, wie üblich betont gleichgültig auf den Boden starrend, die Knie an den Körper gezogen, während ihre Hände wie so oft nervös mit dem Gehäuse der Schnecke herumgespielt hatten.

Auch Perfahl schien mittlerweile etwas abgelenkt. Immer wieder schielte er auf sein Handydisplay, die Konversation geriet zunehmend ins Stocken.

»Musst entschuldigen«, sagte er schließlich dankbar, als der Bildschirm seines Telefons plötzlich aufleuchtete. »Aber die Pflicht ruft. Kennst das ja: immer im Einsatz.«

»Oh, ja, natürlich«, und bei ihren Worten blickte Hella auf ihren Arm, als wäre da eine Armbanduhr, und beeilte sich zu entgegnen: »So spät schon. Ich muss auch langsam.«

»Ach was, trink doch noch aus.« Erwin tätschelte ihre Schulter und wandte sich dann zum Kellner, der gelangweilt hinter der Theke auf seinem Handy herumspielte. »Fabio, fährst mir den Wagen aus der Tiefgarage? Ich komm da selbst immer so schlecht raus.«

Aus seiner Jackentasche fummelte Perfahl den Wagenschlüssel, während der Kellner an den Tisch trat:

»Der Mercedes?«

»Da fragst mich was«, und ergänzte zu Hella gewandt, »ich hab da schon längst den Überblick verloren. Ich nehm immer den Wagen aus meinem Fuhrpark, von dem ich grad den Schlüssel finde. Da drück ich auf das Knöpfchen und schau, wo es hupt.«

Mit den Worten überreichte Perfahl seinen Wagenschlüssel mit Mercedes-Stern an den Kellner, der die Geschichte offenbar schon ein paarmal gehört hatte.

»Ich habe nämlich mittlerweile einen Fuhrpark«, wiederholte Perfahl und griff dann nach Hellas Hand: »Jedenfalls, es war wirklich schön, dich mal wieder zu sehen. Lass dich doch bald mal wieder blicken.« Er verabschiedete sich mit drei Wangenküsschen und folgte dann seinem Kellner aus dem Lokal.

Hella dachte derweil gar nichts. Ihr Kopf fühlte sich komplett leer an, nein, nicht leer, sondern wie mit Watte ausgestopft. Sie war ein ausgestopftes Anschauungsexemplar einer vom Aussterben bedrohten Art. Ein Tier, das zu dumm gewesen war, sich genetisch durchzusetzen. Präpariert, um die nachfolgenden Generationen zu ermahnen: Folgt nicht ihrem Beispiel, die Abzweigung, die sie genommen hatte, war eine evolutionstechnische Einbahnstraße und sie die bei Gott hoffentlich letzte Vertreterin ihrer Art.

»Was war denn die Überlebensstrategie dieses Tieres?«, würde irgendeine übereifrige Studentin den Museumsführer fragen, und dieser würde antworten:

»Genau das trägt ja zum Aussterben dieser Art bei. Sie

verfolgte keine Strategie«, dann würde er arrogant eine Augenbraue heben, »und wer in der Wildnis schon keinen Plan oder genug Biss hat, tut gut daran, sich wenigstens gemeinschaftsfähig zu verhalten. Aber auch daran ist diese Gattung gescheitert. Darwinsche Theorie par excellence«, würde er seinen Vortrag beenden, die Streberin würde sich noch zwei Notizen machen, und dann würde die Gruppe murmelnd in den nächsten Ausstellungsraum ziehen.

Hella hatte es sich gerade in ihrem Selbstmitleid gemütlich gemacht, da unterbrach der Kellner ihren Tagalbtraum mit einem kellnertypischen Räuspern.

»Das wären dann 188 Euro, das Trinkgeld nicht mitgerechnet. Hier«, er präsentierte Hella einen unnötig langen Kassenbon, »ist der Bewirtungsbeleg, der Chef meinte, Sie als freischaffende Künstlerin könnten das sicher absetzen.«

Hella lehnte sich ein Stück zurück, um den Zettel zu entziffern, als ihr Blick auf das braun-weiße, von Julis Händen längst blank polierte Schneckenhaus fiel.

»Ich muss los«, sagte Hella, vielleicht dachte sie es nur, ich muss Juli noch erwischen, das ist ihr Schneckenhaus, das hat sie vergessen, dachte sie.

So klar drängte sich dieser Gedanke durch Hellas Wattehirn auf, so unbedingt wurde ihr plötzlich bewusst, dass sie Juli nicht fahren lassen konnte.

Sie ließ den Kassenbon liegen, griff nach dem Schneckenhaus und stürzte auf die Straße. Zum letzten Mal an diesem Abend klingelte die Cafétür.

GLEIS DREI

»Scheißding«, fluchte Juli, die sich zum fünften Mal vergebens darum bemühte, den Süßigkeitenautomaten auf Gleis drei mit einem der Fünfzig-Euro-Scheine zu bestechen.

Dieser spuckte, stur wie ein schlecht gelaunter Säugling, den Schein wieder aus.

Schließlich gab Juli auf und ließ sich auf den gepflasterten Boden sinken. Neben ihr nestelte ein junger Mann im Jogginganzug an seiner E-Zigarette herum und füllte eine milchige Flüssigkeit in den Zylinder.

Ihr Blick wanderte auf die blaue Digitalanzeige rechts über ihr. Noch zehn Minuten. Juli, die Zigaretten eigentlich prinzipiell ziemlich eklig fand, wünschte sich in diesem Moment nichts mehr als eine Kippe, irgendwas, egal was, alles war ihr als Ablenkung willkommen. Ablenkung davon, wie furchtbar sich all das anfühlte. Ablenkung von dem nagenden Wissen, dass sie, nach all den bunten, anstrengenden, bizarren Tagen, die hinter ihr lagen, wieder dort angekommen war, wo sie gestartet war, nur Hunderte Kilometer weiter südlich.

Juli zog die Knie an den Körper und tastete in der Bauchtasche ihres Pullovers nach dem Schneckenhaus. Als sie es nicht, wie üblich, erfühlen konnte, stieg ein altbekanntes

Gefühl in ihr auf: kalte Panik. Sie klopfte sämtliche Taschen ab, entleerte ihren Turnbeutel vor sich. Ihre Finger tasteten im leeren Beutel herum, wo war das Scheißding? Ohne die Schnecke würde der ganze Trip nichts als eine ergebnislose, sinnlose, egale Zwischenstation sein, nichts mehr als ein Störungssignal. Wenn ihr schon nichts anderes übrig blieb, als devot den Zug in Richtung Heimat zu nehmen und ihre Einsamkeit ein für allemal zu akzeptieren, brauchte es wenigstens dies, dieses eine Andenken, damit nicht alles umsonst war. Wo war das Ding? Wieso war Hella nicht hier? Wieso war sie alleine hier, wieso schien selbst ein ekelhafter gealterter Macho eine bessere Gesellschaft zu sein als sie? Was sollte sie zu Hause, einfach weitermachen? Wozu? Scharf schossen die Selbsthassverantwortlichen in ihrem Kopf, aufhören, flüsterte Juli, bitte, ich kann das nicht mehr.

»Gleis 3, Einfahrt ICE in Richtung Köln, bitte halten Sie Abstand von der Bahnsteigkante«, mischte sich eine sonore Durchsage ein. Und kurz blitzte ein Gedanke auf, hell und klar, die Lösung für alles: Was, wenn sie der Durchsage einfach nicht gehorchen würde? Doch dann wurden ihre Gedanken von einem Geruch unterbrochen, und Juli sah sich irritiert um, während der Zug einfuhr. Aber Hella war nirgendwo zu sehen, nur ein Mann, etwas älter als sie, der kurz vor dem Einsteigen noch hastig an seiner E-Zigarette zog und eine dampfige Wolke, die entfernt an Piña Colada erinnerte, über den Bahnsteig blies.

SCHUTZBEFOHLENE

Hella tat etwas, das sie seit Jahren nicht mehr gemacht hatte: Sie rannte. Das Schneckenhaus fest in der rechten Hand, folgte sie japsend den Wegpfeilern Richtung Bahnhof.

Was für ein Missverständnis, dachte sie, was für ein blöder, falscher Abend, ein Abend, der sich für Juli so angefühlt haben musste, als wäre sie nur ein Anhängsel. Ich dumme Kuh, schimpfte sie sich selbst, eine suizidale Teenagerin hatte sie davonlaufen lassen, ohne auch nur einen Gedanken daran zu verschwenden, was sie damit unter Umständen angerichtet hatte.

Was wollte das Kind jetzt auch nach Hause, dachte sie, während eine gnädige rote Ampel ihr kurz eine Verschnaufpause verschaffte, eigentlich hatte Juli ja immer nur davon geredet, nicht nach Hause zu wollen.

Die Ampel schaltete auf Grün, Hella sprintete weiter. Wie hatte sie sich nur so einlullen lassen, weshalb waren ein wenig Schnaps und eine alte Liebe anscheinend genug, um ihre Reisebegleitung, ihre *Schutzbefohlene*, kurzfristig zu vergessen? Bunte Leuchtreklamen kündigten den Bahnhof an. Hella stürmte durch die Eingangshalle, vorbei an einem Sandwichladen und einer Burgerkette, bis sie die Gleisanzeige erreichte.

Hektisch versuchte sie, die Plattform auszumachen, von welcher der ICE in Richtung Bielefeld abfahren sollte. Die weißen Buchstaben tanzten vor ihren Augen.

»Entschuldigung?« Hella griff nach dem Mantel eines Passanten, der sich an ihr vorbeizudrängen versuchte und sie erschrocken ansah.

»Bitte, sagen Sie mir doch, auf welchem Gleis fährt der Zug in Richtung Köln ab? Ich kann es nicht lesen, ich habe keine Lesebrille«, sie holte noch einmal tief Luft, »bitte, schnell.«

Der Mann warf einen kurzen Blick auf die Anzeige.

»Gleis 3, aber der fährt jetzt gerade ein, da müssen Sie sich beeilen«, antwortete er.

»Danke«, brach es aus Hella heraus, und sie rannte weiter in Richtung der Gleisbetten, die rechte Faust fest um das Schneckengehäuse geklammert.

Juli hingegen starrte in dieser Sekunde auf den Inhalt ihres Turnbeutels vor ihr. Kein Schneckenhaus. Keine Hella. Niemand. Sie hörte das Rauschen des ankommenden Zuges, und dann, für eine Sekunde nur, war sie sich sicher, das Schneckenhaus im Kiesbett zwischen den Gleisen ausmachen zu können.

VERSPÄTUNG

Hella hatte es endlich geschafft, den Tunnel zu den Gleisen ausfindig zu machen. Sie zählte die Bahnsteige ab, 1, 2, das musste das dritte Bahngleis sein. Links lockte ein Aufzug, rechts eine Betontreppe.

Hella, die mittlerweile völlig außer Atem war, blieb vor dem Fahrstuhl stehen und drückte den Knopf. Einige Sekunden passierte nichts. Dann fuhr die Liftkabine voller Menschen herunter und öffnete ihre Türen.

»Schrecklich, das«, hörte sie eine alte Dame ihrer Begleiterin zuflüstern.

Und gerade, als sich der Lift fast geleert hatte, hielt der Passant, den sie einige Minuten zuvor um Orientierung gebeten hatte, sie am Mantel fest.

»Die Fahrt können Sie sich sparen«, sagte er. Hella sah ihn verständnislos an.

»Die nächsten zwei Stunden fährt nichts mehr«, erklärte er, »ist bestimmt wieder so ein Personenschaden, da liegt dann immer alles lahm.«

Hella sah ihn an, sämtliche Gesichtszüge entglitten ihr.

»Personenschaden?«

»Kann doch sein. Nervt mich auch, diese Idioten, gibt doch wohl genug andere Methoden, mit denen man nicht den ganzen Feierabendverkehr aufhält.«

Dann war er weg und Hella blieb stehen, eine ganze Weile noch. Ihr Körper war wie gelähmt. Schließlich bemerkte sie den Schmerz in der rechten Hand. Sie öffnete die Faust, sah verwundert auf das zerbrochene Schneckenhaus, verwunderter noch auf das Blut, das langsam von ihrer Handinnenfläche auf den Boden tropfte, so täuschend echt tropfte, als wäre all das hier real, als wäre all dies die letzten Tage wirklich passiert. So stand Hella da, die Scherben des Schneckenhauses in ihrer Hand, während der Strom von Menschen an ihr vorbeiglitt. Sie umklammerte die scharfkantigen Scherben, die sich nun noch schmerzhafter in ihre Hand bohrten. Trotzdem ließ sie sie nicht los, auch nicht, als sie zurück in Richtung Auto lief. Für einen Moment verharrte sie am Ausgang, suchte die Menschenmassen nach Juli ab. Wieso hatte sie nie gefragt, wo genau Juli eigentlich herkam? Oder wenigstens ihre Nummer eingespeichert? Vielleicht saß sie längst im Zug und schüttelte ihrerseits den Kopf über die seltsamen letzten Tage. Sie sprach einen Bahnangestellten an, ob das stimme mit dem Personenschaden.

Dieser schüttelte nur den Kopf, zog an seiner Zigarette: Das wisse er nicht, ihm sage man ja eh nie was, er sei hier nur der Depp, der Graffiti von Waggons waschen durfte.

Hella nickte ein stummes Danke und ging zurück zu ihrem Wagen. Sie ließ sich auf den Fahrersitz fallen, sämtliche Kraft schien sie verlassen zu haben. Und wie sie ihre Hand öffnete und die blutigen Kalkscherben des Schneckenhauses auf die Mittelkonsole rieselten, bemerkte sie das Dokument auf dem Beifahrersitz. Ungläubig nahm sie es in die Hand, starrte lange auf die geschwungene, überzeugend echt aussehende Unterschrift, starrte auf das Dokument, das auf einmal zum Freifahrtschein geworden war. Und dann fing Hella an zu weinen.

EPILOG

Zwei Wochen später.

Gigantische weiß-rote Fahnen mit der Aufschrift »MOE-BEL24« machten es Hella, trotz aller guten Vorsätze, unmöglich, die Ausfahrt zu verpassen. Und als wäre das nicht genug, tauchte sie zum ersten Mal in ihrem Leben zu früh zu einem Auftritt auf.

12:00 Uhr sei es, versicherte ihr das Autoradio des Passat, während sie nach rechts auf eine Parkplatzwüste abbog. Hella fuhr eine Weile auf frischem, schwarz glänzendem Asphalt hin und her. Sie passierte Familienkombis, die sehr gut im Einparken und noch besser im Familiesein waren, bis sie schließlich, in einiger Entfernung vom Möbelhaus, parkte.

Hella schnallte sich ab und suchte fluchend im Fußraum des Beifahrersitzes nach ihren »guten« Schuhen, schälte sich aus dem Sitz, zog den in die Jahre gekommenen Pelzmantel über und lief auf den Eingang zu. Eine kleine Menschentraube wartete dort neben dem roten Läufer sehnsüchtig auf die geladene Provinzprominenz. Eine hektisch wirkende Frau mit Headset fing Hella ab. Ob sie gut hergefunden hätte? Sie sei ja schwerer zu erreichen als die

Bundeskanzlerin, zwischenzeitlich habe man ja schon gar nicht mehr mit ihr gerechnet.

Hella nickte gütig, wenn sie etwas einmal zusage, halte sie natürlich ihr Wort, sie freue sich sehr auf den Auftritt.

Die Frau nickte knapp und winkte Hella über den roten Teppich. Ein Fotograf, der neben dem Teppich stand, fixierte sie kurz, machte aber keine Anstalten, die Kamera, die um seinen Hals baumelte, auch tatsächlich zu benutzen. In der Eingangshalle versprachen rote Luftballons und Girlanden Festlichkeit. Ein Werbebanner mit dem freizügigen Foto eines Nacktmodels versprach, was Hella schon aus dem Radio wusste: »BILLIGMOEBEL24, der einzige Laden, der noch billiger ist als ich!«

Sie beeilte sich, mit der hektischen Organisatorin Schritt zu halten. Sie passierten Ausstellungsküchen und Kleinfamilien in Ausstellungsküchen. Eine Rolltreppe später stand Hella vor einer kleinen Behelfsbühne inmitten von Couchgarnituren.

»Los geht's in zwanzig Minuten. Wir freuen uns schon sehr«, sagte die Frau mit steinerner Miene, bevor sie sich umdrehte und wieder nach unten eilte. Verloren stand Hella in dem Ausstellungsraum. Einige Paare huschten an ihr vorbei, ein älterer Herr erkundigte sich höflich bei ihr, wo denn die Aufzüge seien. Hella ließ sich auf eine lavendelfarbene Couch fallen und schloss kurz die Augen.

»Verzeihung?«, hörte Hella eine piepsige Stimme neben sich und öffnete perplex die Augen. Vor sich sah sie zwei eindrucksvolle Brüste. Ihr Blick wanderte nach oben, und sie sah das panische Gesicht, das zu den Brüsten gehörte.

»Verzeihung«, wiederholte die junge Frau, »sind Sie Hella Licht?«

Hella berappelte sich: »Ja, genau, und Sie müssen die Dame von dem Banner unten sein?«

Die junge Frau lächelte schüchtern und deutete auf ihr Dekolleté: »Ich schätze, man erkennt mich relativ leicht.«

Hella schüttelte den Kopf, aber nein, sie habe durchaus schon viel von ihr gehört und –

Die junge Frau unterbrach sie: »Schon gut, ich weiß ja, dass ich nicht gerade für mein Talent berühmt bin. So wie Sie. Ich kenn Ihre Musik noch von früher, als ich ein Kind war. Hat mein Vater viel beim Arbeiten gehört.«

Hella nickte.

»Es ist nur so, normalerweise mach ich nicht solche Liveauftritte, und ich wollte nur fragen, ob Sie vielleicht ein paar Tipps für mich haben? Gegen Nervosität?«

Hella nickte und bemühte sich, weniger gerührt als mit allen Wassern gewaschen auszusehen.

»Wovor haben Sie denn Angst?«

»Eigentlich vor allem«, erwiderte das Model entschuldigend.

Hella nickte verständnisvoll, wusste aber nichts zu erwidern und suchte fieberhaft nach einem guten Ratschlag, den eine alte Frau einem Nacktmodel mit auf den Weg geben konnte. Das Mädchen knabberte an seinen Fingernägeln und sah sie erwartungsvoll an. Sie hatte plötzlich wenig gemein mit der schrillen Stimme, die Hella aus der Radiowerbung kannte. Viel mehr wirkte sie verletzlich, nicht wie ein Werbe-Testimonial, sondern schlicht wie eine nervöse junge Frau.

»Kannst du schwimmen?«, fragte Hella schließlich.

»Klar kann ich schwimmen«, antwortete die junge Frau.

»Das ist gut. Dann kannst du schon etwas, was viel schwieriger ist, als so einen Auftritt hinter sich zu bringen«, sagte Hella, und die junge Frau nickte dankbar, ohne irgendetwas an dieser Aussage zu verstehen.

Immer mehr Menschen versammelten sich vor der Bühne, warfen neugierige Blicke auf die ungleichen Frauen.

Als sich nach einigen Minuten kein neues Publikum mehr ansammeln wollte, erklomm schließlich ein hagerer, großer Mann die Bühne, tippte zweimal gegen das Mikrofon und räusperte sich.

Hella hörte nicht zu. Ab und an drangen Wortfetzen zu ihr durch, das größte Möbelhaus im Norden, garantierte Null-Prozent-Ratenzahlung. Sie ließ ihre Gedanken wandern, raus aus dem Möbelhaus, weg von der Gegenwart.

Bis das Model neben Hella sie sanft anstupste: »Ich glaube, du bist gleich dran.«

Der Geschäftsleiter auf der Bühne sah in ihre Richtung und hob einladend die Hand.

»Und nun zu unserem Star des Abends. Wir freuen uns sehr, dass sie zu diesem besonderen Anlass zugesagt hat: einen herzlichen Applaus für Hella Licht!«

Vereinzelt klatschten Menschen. Hella lächelte die junge

Frau neben sich noch einmal aufmunternd an, erhob sich von der lila Couch, stieg auf die Bühne, nickte dem Filialleiter zu und nahm das Mikrofon entgegen.

Die Hintergrundmusik begann. Hella räusperte sich. Sie sah in die erwartungsvollen Augen des Publikums vor ihr und schaute sich um. Ein älterer Mann schimpfte eine Sprachnachricht in sein Handy, seine Frau drehte sich beschämt weg. Irgendjemand hustete. Ihr Hals kratzte und sie spürte, wie das Mikrofon ihren vor Nervosität schwitzigen Händen zu entgleiten drohte. Und dann entdeckte Hella ganz hinten auf einem unförmigen grünen Sesselobjekt ein Mädchen mit schwarzem Hoodie, das ihr zuwinkte. Hellas Kehle schnürte sich zu, sie kämpfte mit den Tränen. Aber Juli grinste sie nur an und nickte aufmunternd. Und dann, dann endlich, fing Hella an zu singen.

ENDE IN SICHT

Erst war ich schlecht allein
und dann traf ich auf dich
und dann war ich schlecht
zu zweit
und blieb trotzdem: Ich.

Im Krieg und der Liebe
ist alles erlaubt,
und kurz haben wir das
echt geglaubt,
eine Zeit lang haben wir
darauf gebaut.

An und für sich blieb uns
wenig,
weniger blieb mir,
selbst ich ließ mich dann,
kurz vor irgendwann,
aus gutem Grund im Stich.

Alle Straßen führ'n nach
Rom,
aber nur eine ins Licht,
und endlich, endlich,
endlich
ist das Ende in Sicht!

Ein letztes Mal streiten wir,
ein letztes Mal heut Nacht,
ein letztes Mal vermiss ich
dich,
doch endlich ist Schicht im
Schacht!

Ich höre deine Lieder,
manchmal fehlst du mir
sehr,
sieben Jahre auf und nieder,
sieben Jahre Liebeslieder!

Doch an und für sich blieb
uns wenig,
weniger blieb mir,
selbst ich ließ mich dann,
kurz vor irgendwann
aus gutem Grund im Stich.

Denn alle Straßen führ'n nach Rom,
nur eine führt ins Licht,
und endlich, endlich, endlich
ist das Ende in Sicht!

Jedem Ende wohnt ein Zauber inne,
lange habe ich das mir nicht geglaubt,
dass ich noch mal ganz von vorn beginne,
und mir dann doch das Scheitern erlaubt.

Ich bin kein Phönix aus der Asche,
ich flatter noch immer mehr als ich flieg,
liege mir selbst noch auf der Tasche,
ich verlor zwar die Schlacht, aber gewann den Krieg.

Am Ende warst der Gegner nie du,
das wäre ja viel zu leicht.
Der Gegner und Verbündete war ich,
und endlich, endlich, ist das Ende in Sicht.

Schlussendlich blieb meistens wenig,
und am allerwenigsten ich,
selbst ich ließ mich dann,
kurz vor irgendwann,
mit gutem Grunde im Stich.

Alle Straßen führen nach Rom,
und nur die eine ins Licht,
und endlich, kurz vor irgendwann,
ist endlich das Ende in Sicht.

DANKSAGUNG

Gerade bei einem so ernsten Thema wie Depression ist es nicht einfach, eine Danksagung zu verfassen. Ein guter Freund von mir, selbst Autor, beantwortet die Frage, ob seine Romane denn autobiografisch seien, stets mit dem Satz: »Alles erfunden, aber alles empfunden«, und keinen Satz hätte ich lieber geklaut als diesen.

Auch dieses Buch ist frei erfunden: Es gibt Juli und Hella nicht im wahren Leben. Was es aber gibt, im wahren Leben, sind die Julis und Hellas, die uns begegnen, die wir vielleicht sogar manchmal selbst sind. Was es wirklich gibt, sind Momente größter Verunsicherung, Augenblicke, in denen alles auf einmal Sinn ergibt, und dann sehr viel Leben dazwischen, das einem mitunter sehr lange beige und hoffnungslos erscheint und aus dem man keinen Ausweg mehr sieht.

Und obwohl dieses Buch sicher nicht ohne meine eigenen Erfahrungen mit dem Thema entstanden wäre, gebührt der Depression ganz sicher kein Dank. Vor allem ist dieses Buch nämlich nicht wegen, sondern *trotz* dieser Scheißkrankheit entstanden, und deswegen gilt mein Dank vor allem den Menschen, die mich in dunkleren Zeiten aushalten, mir aufhelfen, mich daran erinnern, dass eine kranke Wahrnehmung der Welt noch lange nicht bedeutet, dass tatsächlich alles so schlimm ist, wie es tut. Meistens ist mein Leben nämlich ziemlich schön.

Deshalb: Ich danke meinen Eltern, meinen Freunden, meinem Mann. Ihr wisst, wer ihr seid. Und, viel wichtiger: Ihr erinnert mich auch immer wieder daran, wer ich bin, wenn ich es kurzzeitig vergesse.

Ein Letztes noch: Es gibt durchaus Hilfe da draußen. Niemand sollte eine Depression einfach nur aushalten. Erste Schritte zu gehen fordert Kraft. Diese Adresse kann helfen:

https://www.deutsche-depressionshilfe.de/start
Telefonisch auch erreichbar unter 0800 3344533

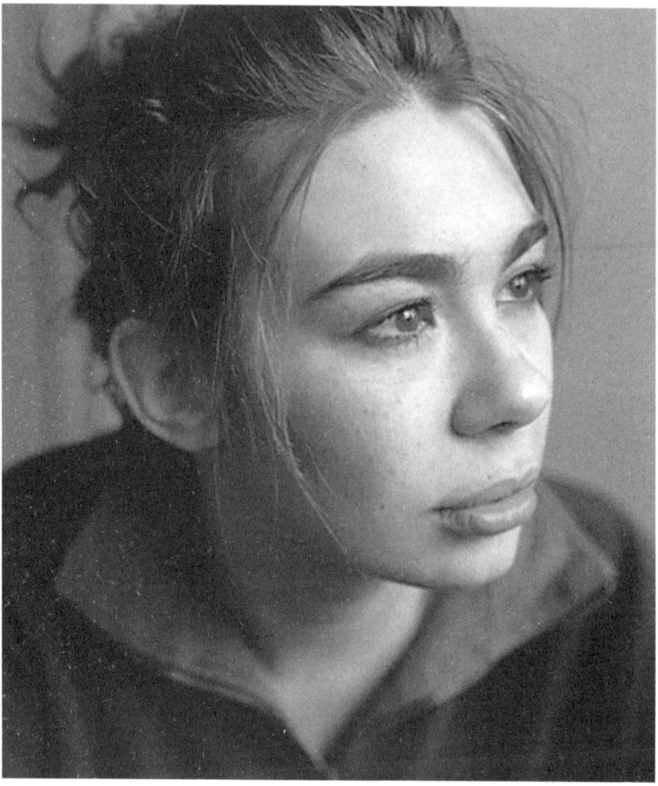

Ronja von Rönne, geboren 1992, ist Schriftstellerin, Journalistin und Moderatorin. 2015 las sie beim Ingeborg-Bachmann-Preis. Seit 2017 moderiert sie auf ›Arte‹ die Sendung ›Streetphilosophy‹ und schreibt für ›DIE ZEIT‹ und ›ZEIT ONLINE‹. 2016 erschien ihr erster Roman »Wir kommen«, ein Jahr darauf folgte die Kolumnensammlung »Heute ist leider schlecht«.